杏林传习十三经

周鸿飞 刘永辉 点校

医方集解

·郑州·

河南科学技术出版社

图书在版编目（CIP）数据

医方集解/周鸿飞，刘永辉点校 . —郑州：河南
科学技术出版社，2017.4 （2024.7重印）
（杏林传习十三经）
ISBN 978 - 7 - 5349 - 8559 - 1

Ⅰ . ①医… Ⅱ . ①周… ②刘… Ⅲ . ①方书 – 中国 – 清代
Ⅳ . ①R289.349

中国版本图书馆 CIP 数据核字（2017）第 018166 号

出版发行：河南科学技术出版社
　　　　　地址：郑州市郑东新区祥盛街27号　　　　　邮编：450016
　　　　　电话：（0371）65788613　65788629
　　　　　网址：www. hnstp. cn
策划编辑：邓　为
责任编辑：邓　为　王俪燕
责任校对：柯　姣
封面设计：博文斯创
责任印制：朱　飞
印　　刷：北京一鑫印务有限责任公司
经　　销：北京博文斯创图书发行有限公司
幅面尺寸：170 mm×240 mm　　印张：14　　字数：205 千字
版　　次：2024 年 7 月第 2 版　　2024 年 7 月第 2 次印刷
定　　价：45.80元

大 道 甚 夷

——杏林传习十三经·序

进入 21 世纪以来的十多年时间里，中医中药成为持续热门话题之一。没有其他任何一个专业性极强的学术领域，能像中医中药这样吸引普罗大众的热切关注，其中以下几个映像片段，尤其让人记忆深刻。

其一，刘力红，《思考中医》。一部副标题为"伤寒论导论"的学术著作，意外地卖成了畅销书，引爆了国人的潜在热情，以"××中医"为题名的图书出版市场一时风起。关注中医由此成为大众潮流，不少青年才俊由于《思考中医》的因缘而入岐黄之门。

其二，张功耀，"告别中医中药"。千人诺诺的舆论氛围里，突现一人谔谔，自然地就成了焦点事件。这一场兆启于互联网新媒体的"中医存废之争"，虽然学术内涵无多，更像是一场口水战，但影响所及，甚为可观，终以国家行政权力干预而收场。

其三，张悟本，中医养生乱象。对于普通民众来说，热切关心自身健康的表象背后，是对医疗消费沉重负担的隐忧，由此形成一个追求"简、便、廉、验"保健养生之道的巨大诉求空间，于是绿豆、茄子、泥鳅、拍打、拉筋、刮痧等纷然亮相，大都假以中医之名。

其四，屠呦呦，诺贝尔奖。四十多年前的一项重大科研成果，终于获得国际学术大奖，一慰国人多年的"诺贝尔情结"。受一部中医古籍文献的启示，才有此项科研成果的关键性技术突破，由此更加强化了"中国医药学是一个伟大的宝库"的著名论断。《中华人民共和国中医药法》立法程序进展顺利，中医中药发展契机甚好。

身处这样的社会人文气交之中，对于中医中药学术发展，中医学人自有切身感触与深入思考。现代著名中医教育家任应秋先生名言："乏人乏术难后继，中医中药总先忧。传承未解穷薪火，侈口创新缘木求。"自从西学东渐，中医学术遭遇生存危机，近一百多年来，如何传承中医学术，始终是萦绕不去、无可回避的大问题。就像一种沉疴痼疾，迄今没有理想的诊疗之道；然而，保一分胃气，便留得一分生机。《山东中医学院学报》自1980年第3期起开辟专栏"名老中医之路"，曾经陆续发表97名当时全国著名中医学者和名老中医的回忆文章，着重介绍他们走过的治学道路和积累有年的治学经验。从中可见一个学术共识：深入学习中医经典，才能打下良好的学术根基。

近现代大凡取得一定学术成就，拥有较高临床造诣的名老中医，无不强调经典古籍的重要性。如李克绍先生说："中医学的根柢是什么呢？就是《内经》《难经》《本草经》《伤寒论》《金匮要略》等。这些经典著作，对于生理、病理、药理、诊断、治则等，都有重要的指导意义，不掌握这些，就会像无源之水、无根之木，要把中医学得根深蒂固，是不可能的。"中医现代教育模式实施已近百年，与之配套的新编教材体系渐趋丰富。然而，莘莘学子被新编教材引入中医门墙之后，欲求熟练掌握中医基础理论，并在临床工作中游刃有余，能在中医学术研究方面有所造诣，则仍须深入研读经典古籍。

所谓经典，是指具有权威性的、历来被尊奉为典范的学术著作。自汉武帝采纳董仲舒建言"独尊儒术"之后，儒家文化一直在中国文化史上居于主导地位，其核心典籍由最初的"五经"（《易》《书》《诗》《礼》《春秋》），逐渐发展衍化，至南宋时定型为"十三经"（《易》《书》《诗》，《周礼》《仪礼》《礼记》，《左传》《公羊传》《谷梁传》，《尔雅》《孝经》《论语》《孟子》），由此构成儒家问学必读经典，为儒家文化最为核心的学术构架基础。

相较之下，中医学术体系中亦有类似"十三经"的经典著作，在中医学术界，其地位之尊崇，影响之深广，是其他医学典籍所无法比拟的。

唐代太医署教学及考试基本书目为《明堂》《素问》《黄帝针经》《本草》《甲乙经》《脉经》。这些科目基本囊括了中医学的基础理论、药物学、针灸学及脉学方面的知识。宋代在以上科考书目基础上，将《伤寒论》列为方脉科必学书目，因其深远影响所及，形成了中医学术研究的基本书目。清代吴鞠通明确主张："儒书有经子史集，医书亦有经子史集。《灵枢》《素问》《神农本经》《难经》《伤寒论》《金匮玉函经》，为医门之经；而诸家注论、治验、类案、本草、方书等，则医之子史集也。"（《温病条辨·卷四·杂说》"医书亦有经子史集论"）

1960 年人民卫生出版社出版"中医学院试用教材"系列图书时，明确提出"本教材取材于四部古典医籍——《黄帝内经》《神农本草经》《伤寒论》《金匮要略》和历代名著的基本内容"，可算是当时中医教育界的共识。另有一说，将《黄帝内经》《难经》《伤寒杂病论》《温病条辨》列为"四大经典"，其要点在于将明清时期渐兴的温病学说纳入了经典考评体系。

任应秋先生认为，虽然祖国医学丰富多彩，文献记载气象万千，"但它总有一个系统，这个系统就是《灵枢》《素问》《伤寒》《金匮》等几部经典，把这几部经典弄通了，在祖国医学领域中，确是放之四海而皆准的"。任应秋先生并曾于 1963—1966 年间，身体力行类分整理 10 部经典著作，包括《素问》《灵枢》《神农本草经》《难经》《伤寒论》《金匮要略方论》《脉经》《中藏经》《甲乙经》《太素》。在此工作基础上，2001 年 5 月学苑出版社正式出版"十部医经类编"，所收书目列《诸病源候论》，未收《太素》。根据 1982 年国家卫生部制定的《中医古籍整理出版规划》，人民卫生出版社曾组织全国中医专家学者进行中医古籍整理工作，并陆续出版"中医古籍整理丛书"140 余种，其中作为重点研究整理对象的，即任应秋先生所主张的 10 部经典著作，加上《诸病源候论》，共计 11 部。

权衡古今先贤以上各种观点，详细考察历代中医学人成才之路，综其学术大要，分析中医学术体系架构组成，切合中医研究及临床实践的指导价值，将那些构成中医学术根基、欲窥中医学术门墙而必读不可的经典著作，从浩瀚的中医学术文献典籍中遴选出来，作为了解中医、学习中医、实践中医、传承中医的奠基之作。仿儒学"十三经"之例，鄙人以为可将《黄帝内经素问》《灵枢经》《黄帝八十一难经》《华佗中藏经》《脉经》《针灸甲乙经》《伤寒论》《金匮要略方论》《温病条辨》《神农本草经》《本草从新》《医方集解》《古今医案按》等 13 部著作，列为中医学术理论体系的核心经典，金拟名曰"杏林传习十三经"。

1. 《黄帝内经素问》

《素问》，成书于春秋战国时期，原书分 9 卷，后经唐·王冰订补，改编为 24 卷，计 81 篇，定名为《黄帝内经素问》，论述摄生、脏腑、经络、病因、病机、治则、药物以及养生防病等各方面，强调人体内外统一的整体观念，为现存最早、最重要的一部医学著作，是中医学理论体系的奠基之作。

2. 《灵枢经》

《灵枢经》，原书分 9 卷，计 81 篇，经南宋·史崧改编为 24 卷，论述了脏腑、经络、病因、病机、病证、诊法等内容，重点阐述了经络腧穴、针具、刺法及治疗原则等，为中医经络学、针灸学及其临床实践的理论渊源。

《灵枢经》与《素问》合称《黄帝内经》，历代名医，未有不遵《内经》经旨，不精研《内经》者。

3.《黄帝八十一难经》（附：《难经本义》）

《黄帝八十一难经》，以问答解释疑难的形式编撰而成，共讨论了81个问题，包括脉诊、脏腑、阴阳、五行、病能、营卫、腧穴、针灸，以及三焦、命门、奇经八脉等，在阐发中医学基本理论方面占有重要的地位。

《难经本义》，元·滑寿撰，2卷，刊于公元1366年。本书参考元代之前《难经》注本及有关医籍而诠注，对其中部分内容予以考订辩论，博采诸家之长，结合个人见解予以发挥，被誉为注解《难经》的范本，故附于此。

4.《华佗中藏经》

《中藏经》，旧署华佗所作，具体成书年代不详。全书前半部属基础理论范畴，其学说禀承《内经》天人相应、以阴阳为纲的思想，发展了阴阳学说，较早地将脏腑学说的理论系统化，提出了以形色脉证相结合、以脉证为中心分述五脏六腑寒热虚实的辨证方法。后半部为临床证治内容，以内科杂病为主，包括阴厥、劳伤、中风偏枯、脚弱、水肿、痹证、痞证、症瘕积聚等内容，兼论外科疔疮、痈疽等病证，所列诸方大多配伍严密，方论亦有精义，为后世临床医家所珍视。

5.《脉经》

《脉经》，西晋·王叔和撰于公元3世纪，共分10卷，计98篇。本书是中国现存最早的脉学专著，集汉以前脉学之大成，取《内经》《难经》以及张仲景、华佗等有关论述分门别类，在阐明脉理的基础上联系临床实际。本书首次将脉象归纳为浮、芤、洪、滑、数、促、弦、紧、沉、伏、革、实、微、涩、细、软、弱、虚、散、缓、迟、结、代、动等24种，并对每种脉象均做了具体描述。后世的脉学著作，可以说都是在《脉经》基础上的发展。

6.《针灸甲乙经》

《针灸甲乙经》，晋·皇甫谧编撰于魏甘露四年（公元259年），共10卷，南北朝时期改为12卷本，计128篇。本书集《素问》《灵枢经》与《明堂孔穴针灸治要》三书中之有关针灸学内容等分类合编而成，对人体生理、病理，经脉循行，腧穴总数、部位、取穴，针法、适应证、禁忌证等，都进行了系统的论述，为中国现存最早的一部针灸学专著，为历代医学家、针灸学家所重视。

7.《伤寒论》（附：《注解伤寒论》）

东汉·张仲景于公元 3 世纪初撰著《伤寒杂病论》，集汉代以前医学之大成，系统地阐述了多种外感疾病及杂病的辨证论治，理法方药俱全，在中医发展史上具有划时代的意义和承前启后的作用。原书在流传过程中历经波折，逐渐形成《伤寒论》与《金匮要略方论》两部书。

《伤寒论》突出成就之一是确立了六经辨证体系，为诊治外感疾病提出了辨证纲领和治疗方法，也为中医临床各科提供了辨证论治的规范，从而奠定了辨证论治的基础；记载 113 方，精于选药，讲究配伍，主治明确，切合临床实际，千年来反复应用，屡试有效，被后世誉为"众方之祖"。

《注解伤寒论》，金·成无己注，10 卷，书成于公元 1144 年，是现存最早的《伤寒论》全注本。全书贯以《内经》之旨，注解比较详明，能够阐析仲景辨证论治之理、立法处方之趣，对后世伤寒学派产生了巨大影响。

8.《金匮要略方论》（附：《金匮要略心典》）

《伤寒杂病论》古传本之一名《金匮玉函要略方》，被北宋翰林学士王洙发现于翰林院书库，书简共 3 卷，上卷辨伤寒，中卷则论杂病，下卷记载药方。后北宋校正医书局林亿等人重予编校，取其中以杂病为主的内容，仍厘订为 3 卷，改名《金匮要略方论》，习称《金匮要略》。

《金匮要略方论》，全书共 25 篇，方剂 262 首，列举病证六十余种，以内科杂病为主，兼有部分外科、妇产科等病证，是中国现存最早的一部诊治杂病的专著。古今医家对此书推崇备至，称之为"方书之祖"

《金匮要略心典》，清·尤怡著，3 卷，成书于公元 1729 年。本书是尤氏集十年寒暑的心得之作，文笔简练，注释明晰，条理贯通，据理确凿，对仲景遣方用药，给予精当贴切的解释。由于《金匮要略心典》一书能够较好地阐发仲景奥义，而成为注本中的范本，后来学者阐发《金匮要略》多宗此书。

9.《温病条辨》（附：《温热论》《湿热病篇》《外感温病篇》）

《温病条辨》，清·吴瑭撰，嘉庆三年（公元 1798 年）完成，6 卷，全书以三焦辨证为主干，释解温病全过程辨治，同时参以仲景六经辨证、刘河间温热病机、叶天士卫气营血辨证及吴又可温疫论等诸说，析理至微，病机甚明，而治之有方。本书在清代众多温病学家成就的基础上，建立了温病学说体系，创立了三焦辨证纲领，为清代温病学说标志性著作。

《温热论》，清·叶桂述，叶氏门人顾景文记录整理而成，1卷，创立了温病卫气营血辨证体系，为温病学说的奠基之作。

《湿热病篇》是一部系统论述外感湿热病辨证治疗的专著，相传为清代著名医家薛雪所撰，全篇内容以湿温、暑湿等夏秋季节的常见病证为主，也包括了痢疾、夏日感冒、伤于寒湿等病证。

《外感温病篇》相传为清代温病学家陈平伯所撰，书中所述对风温的治疗，紧扣病机，治在肺胃，清热生津是最基本治则，清热强调轻提外透，养阴以甘寒生津之品。风温传变迅速，要严密观察，及时投药，严防动风内陷之变。这一观点具有极高的临床实用价值。

后三部书皆短小精悍，字字珠玑，各有学术特色，是深入研究温病学术的重要参考，故附于此。

10. 《神农本草经》（附：《本草三家合注》）

《神农本草经》作为现存最早的中药学著作，于东汉时期集结整理成书，分3卷，载药365种，分上中下三品，文字简练古朴，将东汉之前零散的药学知识进行了系统总结，其中阐述的大部分中药学理论和配伍规则，以及提出的"七情和合"原则，是中医药药物学理论发展的源头。中国医学史上具有代表性的几部本草类著作，如《本草经集注》《新修本草》《证类本草》《本草纲目》等，都是基于《本草经》发展起来的。

《本草三家合注》，清·郭汝聪辑，6卷，刊于公元1803年。本书系将张志聪《本草崇原》、叶桂《本草经辑要》及陈念祖《本草经读》三书注释予以合编，对深入学习研究《本草经》具有重要参考价值。

11. 《本草从新》

《本草从新》，清·吴仪洛撰，18卷，刊于公元1757年。本书是在明末清初·汪昂所撰《本草备要》基础上重订而成，取其"卷帙不繁，而采辑甚广"之长，补其"杂采诸说，无所折衷，未免有承误之失"。全书载药721种，对药物真伪和同名药物性味、功用的不同，以及药物的修治等，都一一述及。本书分类仿《本草纲目》，较为简明实用，在近代本草学著作中流传较广，有很高的学习和临床参考价值。

12. 《医方集解》

《医方集解》，明末清初·汪昂撰，刊行于公元1682年，共3卷。本书搜集切合实用方剂800余首，分列21门，以《黄帝内经》理论学说为指导，以仲景学说为基础，裒合数十医家硕论名言，对所采集方剂予以诠释，每方论述包括适应证、药物组成、方义、服法及加减等，是一部影响深远的方剂专著。

13.《古今医案按》

《古今医案按》，清·俞震著，成书于公元1778年，共10卷。本书按证列目，选辑历代名医医案，上至仓公，下至叶天士，共60余家，1060余案，通过按语分析各家医案，对各家的学术思想择善而从；并结合自己的临床经验，析疑解惑，明确指出辨证与施治的关键所在，为研究前人医案难得佳著。章太炎先生曾说："中医之成绩，医案最著。欲求前人之经验心得，医案最有线索可寻。循此专研，事半功倍。"欲由中医理论学习而入临床实践，本书可为首选。

综上，"杏林传习十三经"丛书体量不大，而"理、法、方、药、针、案"齐备，且具有内在的学术逻辑关联性，而不是简单的图书拼盘，较为完整地涵盖了中医学术体系的核心内容。诸多中医前辈主张：经典学习，宜先读白文本，然后参阅各家注释，以免被各自一家之说纷扰而无所适从。无论中医从业者，还是中医爱好者；无论初涉杏林者，还是沉潜已久者；无论关注理论研讨，还是注重临床实用；无论深入学术研究，还是一时文化涉猎，都能从中获益良多。至于注释参阅之用，市面上多有各种注本，方便易得，尤其是电子文献检索极为快捷。至于深文大义，对于一部经典著作而言，可以是仁者见仁，智者见智，不宜以某家臆见为框囿。

中医学术现状，异彩纷呈，各有主张。现代中医学院教育体制，能够提供一种基础性学术训练，作为中医学术健康发展与有效沟通交流的基本共识，不可或缺。其不尽如人意处，近十多年来颇受诟病。尤其是在强调民间中医特长、传统师承优势的时候，学院教育就成了众矢之的。然而，取消学院教育，行吗？子曰："夷狄之有君，不若诸夏之亡也。"（《论语·八佾》）

想要主张一种学说，必要立起一面旗帜，为了吸引他人注意，就免不了言辞偏激。若是认定这些偏激言辞，则必然形成一种"刻板印象"，诸如"李东垣——补土"，"张从正——攻邪"，"朱丹溪——滋阴降火"，"吉益东洞——万病一毒"，"郑钦安——火神派——附子"，类似这种简化版的旗帜标榜，果然是其学术主张的本来面目吗？诚如清·郭云台所言："若夫医为司命，一己之得失工拙，而千百人之安危死生系之，是故病万变，药亦万变，活法非可言传，至当惟存恰好。倘惟沾沾焉执一人之说，守一家之学，传者偏而不举，习者复胶而不化，尚凉泻则虚寒者蒙祸，惯温补则实热者罹殃。"（《证治歌诀·序》）即便被尊崇为"火神派鼻祖"的郑钦安先生，也曾言辞无奈："人咸目余为'姜附先生'，……余非爱姜附，恶归地，功夫全在阴阳上打算耳！"

值得关注的是，近百年来，中医学术朝野颇有一种风气，对于中医自身理论阐述，显得有些底气不足，有意援引其他领域理论言辞以壮胆，或借现代科学，或借佛道性理。

借助现代科学，固然可以助力我国科技进步，如屠呦呦关于青蒿素的研究，毕竟现代科技已经深入各个角落、各个层面；若是意在借现代科学来支撑中医学术自信，则这般短暂而脆弱的学术自信，终究不能为中医学术进步提供坚实基础。

若是借助佛道性理，以图引领中医学术发展，这一条路决然行不通，或者引向虚玄空谈，并非中医学术发展的吉兆。毕竟这是一门应用技艺，宏观上关乎国计民生，微观上兼及实用、义理两端。正是由于中医具有的许多切于实用的理论和技术，才得以代代相传，绵延不绝；在义理受到本质性冲击与质疑时，借助其广泛的实用性，中医才能坚守自己的生存空间。

举例而言，受鉴真大和尚的深远影响，日本社会文化，尤其是主流精英阶层，受佛教思想浸染近千年。当然，医学也曾沉浸其中，直至18世纪初期，"时医皆剃发，着僧衣，拜僧官"；援引佛理以阐述医理，也曾是真实存在的历史事实。然而，"古方派"草创者之一后藤艮山"深非之，首植发"，影响所及，"门人及世医多幕达风，渐向正俗"（浅田宗伯著《皇国名医传》）。医学逐渐摒弃了玄言空论，转以临床实证为主流。

老子曰："大道甚夷，而人好径。"（《道德经·第五十三章》）中医学术理论体系，有其自身的学术理路，有其自洽的发展动机。解决学术传承问题，正如前文所述，经典学习是最基础性的入门路径，而临床实证是学术理论发展的不竭源泉。根基在此，坦途在此，何必他求？

行文已尽，窗外瑞雪飘飞，天地间苍茫一片，时值大寒交节第三天。再过十二天，节交立春，万物复苏。中医学术，亦如这般，阴阳更替，生生不息。

周鸿飞
2016 年 1 月 22 日，于郑州市第一人民医院

任应秋谈方药运用大法

一、药味与方剂

方之与药，是难以区分而又必须区分的。或谓单味为药，复之即为方。但是，独味而成方者正复不少。我则以为泛知药味之一般功用者，无论其缀拾多少，只能谓之为药；虽药仅一味，而是在治则指导之下施治于某证者，皆得称之为方。

如《伤寒论》治少阴病二三日咽痛之用甘草汤，朱丹溪治湿热下注，阴火亢极，足胫疼热痿弱之用大补丸，都仅用一味药，但必须尊之为方。因少阴病二三日，仅咽痛而无他症，乃邪热客于少阴之标，而无关本脏，故只用生甘草一味单行，借以泻热和阴，而缓其痛。观《伤寒论》诸方所用甘草，十之九皆炙用，独此则生用，盖炙则助脾土而守中，生乃和经脉而散热。组方之法，即在于此。湿热注下，阴火反亢于上，致伤及筋骨，而痿弱热疼，唯黄柏一味具有下走三阴，滋阴降火，除湿清热之能，故丹溪翁独任之，以治少、厥二经之痿。其组方之理，亦在于是。

又如云母，《神农本草经》云："主治死肌，中风寒热，……除邪气，安五脏，益子精，明目。"此言云母药用之功也。而《千金翼方》调之成饮云："云母粉，方寸匕，治积年不愈之赤白久痢。"这亦应称之为方了。因云母甘平，性升，色白入肺，乃助气解邪之品。久痢气伤，肺无力以升举之者，用之辄效，具有"补可扶弱"，"下者举之"的作用。故云母一也，在《本经》则为药，在《千金》则为方。

他如独参汤、独胜散、霹雳煎等，都是一味药而成方，都有它所以成方的道理在其中。

徐大椿说："方之与药，似合而实离也。得天地之气，成一物之性，各有功能，可以变易血气，以除疾病，此药之力也。然草木之性，与人殊体，入人肠胃，何以能如人之所欲，以致其效？圣人为之制方以调剂之，或用以专攻，或用以兼治，或相辅者，或相反者，或相用者，或相制者。故方之既成，能使药各全其性，亦能使药各失其性。操纵之法，有大权焉，此方之妙也。"（《医学源流论·方药离合论》）

大椿此论，仅提出单味为药，复味成方，这只是药与方区分的一个方面，而不能作为全面的区分，已如上述。但他说"操纵之法，有大权焉，此方之妙也"，这才是区分方与药的关键。不论药味的多少，只要有一定之法以御之，而为施治之用者，如上所列甘草汤之类，皆得称之为方。方与药之义，大别如此。

唯用方是用药的提高和发展，只知药物的一般药效，而无制方之法以操纵之，则药效有时而穷；能御制方之法，则药皆为我用，变化无极。故中医药学发展数千年以来，药物毕竟是有限的（《本草纲目》搜载1892种，1973年版《全国中草药汇编》搜载2200种，1975年版《中药大辞典》搜载5767种），而方剂的数字实难以统计（明代朱橚《普济方》载方61 739首，这只是概数。明以后到现在，连这样概数也提不出了），就是这个道理。

做医生要掌握药性，固然是基本的，若期用之而有效，则非熟练于制方之法、用方之妙，是难以济临床应用之穷的，故知方尤重于知药。

二、古方与今方

古方与今方孰优孰劣的问题，多年来是有争论的。崇古方者，谓仲景方"历万世不能出其范围"；倡今方者，谓"古方新病，甚不相宜"。其实，选方治病，只须有善与不善之分，不必严古与今之别。用后世方而善者，其效辄如桴鼓；用仲景方而不善者，亦何益于治疗？人皆知朱震亨是摒斥《和剂局方》的，但他亦只是斥责不善操《局方》的人，而不是排斥《局方》本身。徐大椿本来是崇尚仲景方的，但他也还说道："古之方何其严，今之方何其易，其间亦有奇巧之法，戞戛之妙，未必不能补古人之所未及，可备参考者。"（《医学源流论·方剂古今论》）

故用方之道，既不在于今古，亦不在于大小多少，而在于运用的善与不善。要想用方而善，首先在于知方。正如张介宾所说："第法有善不善，人有知不知，必善于知方者，斯可以执方，亦可以不执方。能执方能不执方者，非随时之人不能也。此方之所以不可废者，正欲以启发其人耳。"（《景岳全书·新方八阵引》）所谓知方，就是要了解到每一方的组成，是如何据证以立法，又是如何依法以制方的。只有深刻了解制方之法，以及适应之证，才可以恰如其分地掌握运用，取得良好效果。徐大椿亦曾说："欲用古方，必先审病者所患之证，悉与古方所陈列之症皆合；更检方中所用之药，无一不与所现之症相合，然后施用。否则，必须加减；无可加减，则另择一方。断不可道听途说，闻某方可治某病，不论其因之异同，症之出入，而贸然施治。虽所用悉本于古方，而害益大矣。"(《医学源流论·执方治病论》)只有真正了解到制方之法和适方之证，才可以达到用方既善且效的境界。因此，我认为古方、今方可以兼收并蓄，择善而从。

三、执持与圆活

如上所云，学习方剂，主要是学习其如何据证以立法，如何依法以制方。凡药物之选择，气味之厚薄，分两之轻重，味数之多寡，无不有其定法的存在。不过，法虽有其一定之规，而用则必须圆通不滞，所谓"圆机活法"是也。张介宾云："夫意贵圆通，用嫌执滞，则其要也。……若但圆无主，则杂乱生而无不可矣。不知疑似间自有一定不易之道，此圆通中不可无执持也。若执一不反，则偏拗生而动相左矣。不知倏忽间每多三因难测之变，此执持中不可无圆活矣。圆活宜从三思，执持须有定见。既能执持，又能圆活，其能方能圆之人乎。"(《景岳全书·新方八略引》)

执持与圆活，是辩证的统一。譬如说，一些制方的基本原理，如寒因热用、热因寒用之类，是要执持的。但寒热均有真假虚实之辨，如其为假寒假热，便不能仍执持以寒治热，以热治寒，而必须热因热用，寒因寒用，这就是圆活。总之，唯能执持者，制方才能圆活自如。如果没有掌握处方学的基本法则，虽欲圆活，不可得也。

试以仲景之用方为例，桂枝汤为滋阴和阳、调和营卫、解肌发汗之总方，凡头痛发热，恶风恶寒，脉浮而弱，汗自出者，不拘何经，不论中风、伤寒、杂病，皆可临证酌用。唯以"脉弱自汗"为运用桂枝汤的基本原则，这个原则是一定要执持的。如桂枝汤证兼见项背强者，是风邪涉于经脉，经气不舒之故，则用桂枝加葛根汤，宣通经脉之气，而去其邪。若误下而见微喘者，乃表邪遏闭，里气上逆之故，则用桂枝加厚朴杏子汤，桂枝汤以解外，厚朴、杏仁以降逆气。若误下而见脉促胸满者，胸中之阳气被损也，则用桂枝去芍药汤，借桂枝之辛甘，扶胸中阳气以和表；去芍药的酸收，以避胸中之痞满。若下后脉促胸满而微恶寒者，乃虚而蹋踏，阳气大伤也，则用桂枝去芍药加附子汤以固护阳气。诸如此类的加减，就是圆机活法。故执持与圆活，是掌握方剂最关紧要的两个环节，缺一不可。

秦伯未：关于成方的灵活运用

按：秦伯未（1901—1970），名之济，号谦斋。著名中医学家、中医教育家。毕生致力于中医教育和临床实践，学验俱丰，尤其擅长内科杂病，强调抓主症以明病机，再立法遣方用药，理法方药贯通，辨证精细，治法多变，处方稳重，用药轻巧，疗效卓著。先生自早年著《内经类证》，编《清代名医医案精华》，撰写《中医入门》《中医临证备要》，到晚年著集理论与临床之大成的《谦斋医学讲稿》，共著书五十余种，真可谓邃精岐黄，著作等身。先生广列门墙，遍栽桃李，不遗余力地培养中医人才，为当代中医学术发展做出了卓越贡献。本文摘录秦伯未著《谦斋医学讲稿》（上海科学技术出版社，1978年1月），详细阐述了临床成方运用大法，对于学习运用前贤成方，具有重要的指导意义。

成方是前人的处方用药经过实践有效后遗留下来的，必须加以重视，而且要做好处方用药，也必须胸中有较多的成方作为资本。

但是，成方中有通治方和主治方，必须分清。什么叫做通治和主治？徐灵胎曾说："一病必有一方，专治者名曰主方；而一病又有几种，每种亦有主方。"又说："专治一病为主方，如一方而所治之病甚多者，则为通治之方。"因此，他在《兰台轨范》里分别通治门和各病门。

我认为通治方和主治方各有特点，通治方也有主病，但治疗范围比较广泛。如能对通治方善于加减使用，在处方用药上是良好的基本方剂；相反地，将它随便套用，就会浮而不实，成为庸俗化了。

例如六味地黄丸，主要是治肾阴亏损引起的瘦弱腰痛等证，虽然书上说治肝肾不足，也有说三阴并治，并谓自汗盗汗，水泛为痰，遗精便血，喉痛牙痛，……都能治疗，毕竟要认清主因、主脏、主证，根据具体病情而加减。假如认为阴虚证都能通治，对所有阴虚证都用六味地黄丸，肯定是疗效不高的。事实证明，前人治肺肾两虚的劳嗽，加麦冬、五味子，名为长寿丸；治肝肾两虚的目眩昏糊，加枸杞子、菊花，名为杞菊地黄丸；再有治本脏虚弱的腰膝酸痛，也加杜仲、牛膝；小便频数，加益智仁，并去泽泻。

因此，我认为处方用药应当有一个成方作为依据，但在具体运用时，必须通过独立思考，这样才能在前人的基础上有不断地创造性的新的东西出现。大家知道，左归饮和左归丸也是补肾的著名方剂，而且力量胜于六味地黄丸。其实左归饮就是在六味丸内去丹皮、泽泻，加枸杞子、炙草；左归丸就是在六味丸内去丹皮、泽泻、茯苓，加枸杞子、鹿角胶、龟板胶、菟丝子、牛膝。张景岳自己曾说"用六味之意，而不用六味之方"，所以六味丸的主药根本没有变动，很自然地达到了推陈出新的境界。同时又指出了临床上具体使用方法：用左归饮的时候，见肺热而烦者加麦冬，肺热多嗽者加百合，脾热易饥者加芍药，心热多躁者加玄参，肾热骨蒸者加地骨皮，阴虚不宁者加女贞子，血热妄动者加生地；用左归丸的时候，如大便燥涩者去菟丝加苁蓉，虚火上炎者去枸杞、鹿角胶加女贞子、麦冬。更可看到在临床具体使用时，也不是一成不变的。

通过张景岳的启发，我以为运用成方必须分析主治、主药，同时也必须根据具体病情加减。比如归芍地黄汤治肝肾阴虚的证候，即六味地黄汤加当归、白芍，其中归、芍当然为补肝血的主药，补肾阴的主药则为熟地、山萸。处方时可将这四种作为基本药，再考虑同样能滋补肝肾阴血的枸杞、女贞、首乌、阿胶等作为协助，这对原方的主治不变而力量可使雄厚。

另一方面，滋补肝肾是偶方的一种，有平衡的补法，也有侧重的补法，这就须视具体病情来决定。所以把这些药物配合起来，可以产生三个不同的形式：

一、肝肾两补法，即肝肾并重的通治方：熟地、山萸、枸杞、女贞＋当归、白芍、首乌、阿胶。

二、滋肾柔肝法，即滋肾为主，佐以养肝的通治方：熟地、山萸、枸杞、女贞＋当归、白芍。

三、子虚补母法，即补肝为主，兼予滋肾的通治方：当归、白芍、首乌、阿胶＋熟地、山萸。

滋补肝肾的药不止这几种，配合也并非那么机械，尤其效力的轻重须视药物本身的力量和用量如何，不能单从药味的数量来衡量。这里仅是用来说明，在成方的基础上可以适当地加减，在双方兼顾的时候应当分别主次。但是这样的处方比原方虽有变化，总之是一个通治方，因为肝肾阴虚能引起多种病证，究竟治哪一种病证不够明确。假如见头晕、目眩、耳鸣，加入龟板、牡蛎、菊花、天麻；午后潮热、手心灼热多汗，加入鳖甲、丹皮、地骨皮、白薇之类。将原因、疗法密切结合症状，便能将通治方转变为主治方。这是处方用药的常规，只有掌握这常规才能出入变化，得其环中，超乎象外。

当然，选用成方和适当地加减，还须注意药物的副作用和病人的体质。例如熟地性温滋腻，对内热的患者可改用生地，肠胃薄弱的或将熟地炒用，或砂仁拌用。这类经验在老大夫最为丰富，必须细心学习。

此外，选用成方大多以主证为主，但在上面说过，病因和病位实占重要地位，所以选择主证方剂的同时，必须主意到病因和病位是否符合。如果主证相同而病因或病位不符，不能认为就是对证处方用药。反过来说，假如病因和病位相符，即使主证不尽相合，却有值得考虑的必要。我尝用黄芪建中汤治疗虚寒胃痛，又用桂枝汤加黄芪、当归治体弱容易感冒及引起关节疼痛的患者，收到良好效果，便在于此。推而广之，我常用外科的阳和汤治疗顽固的痰饮咳喘，效果胜于小青龙汤。理由很简单，小青龙汤是治风寒引起的痰饮咳喘，阳和汤却与痰饮的发病原因和病理相吻合，且能结合到痰多的症状。

这里充分说明了所谓成方的灵活运用，不仅在于加减方面，主要是在理论指导下独立思考，才能在使用上更为灵活广泛。正因为此，倘然允许说重视主证而忽视病因病位是舍本逐末，那么可以体会到不但用方如此，用药也是如此。近来有人只讲药物的主治，不讲究它的气味归经。我以为主治固然要讲，气味归经绝不能放弃，否则便会与辨证施治脱节。

自 序

孔子曰：能近取譬，可谓仁之方也已。夫仁为心性之学，尚不可以无方，况于百家众艺，可以无方而能善此乎？诸艺之中，医为尤重，以其为人之司命，而圣人之所以必慎者也。

窃尝思之，凡病必有症，症者证也，有斯病必形斯候者也；证必有脉，脉者，脏腑经络、寒热虚实所由分也。有与证相符者，有与证不相符者，必参验之而后可施治者也。察脉辨证而方立焉。方者，一定不可易之名。有是病者，必主是药，非可移游彼此用之为尝试者也。

方之祖始于仲景，后人触类扩而充之，不可计殚，然皆不能越仲景之范围。盖前人作法，后人因焉。创始者难为力，后起者易为功。取古人已验之成规，而斟酌用之，为效不既易乎？然而执方医病，而病不能瘳，甚或反以杀人者，又何以说焉？则以脉候未辨，药性未明，惑于似而反失其真，知有方而不知方之解故也。

方之有解，始于陈无择。无择慨仲景之书，后人罕识，爰取《伤寒论》而训诂之，诠释方，使观者有所循入。诚哉，仲景之功臣，而后觉之先导矣。厥后，名贤辈出，谓当踵事增华，析微阐奥，使古方、时方大明于世，宁不愉快？夫何著方者日益多，注方者不再见，岂金针不度欤？抑工于医者未必工于文词，不能达意，遂置而不讲欤？迄明，始有吴鹤皋集《医方考》，文义清疏，同人脍炙，是以梨枣再易，岂为空谷足音，故见之而易喜欤？

然吴氏但一家之言，其于致远钩深，或未彻尽。兹特博采广搜，网罗群书，经穷奥蕴，或同或异，各存所见，以备参稽，使探宝者不止一藏，尝鼎者不仅一脔，庶几病者观之得以印证，用者据之不致径庭，宁非卫生之一助欤？

或曰：善师者不陈，得鱼者忘筌，运用之妙，在于一心，何以方为？余曰：般倕不弃规矩，师旷不废六律。夫《易》之为书，变动不居，然亦有"变易""不易"二义，故曰：蓍之德，圆而神；卦之德，方以智。夫卦，诚方矣，岂方智之中，遂无圆神之妙也哉？吾愿读吾书者，取是方而圆用之，斯真为得方之解也已。

康熙壬戌岁阳月，休宁讱庵汪昂题于延禧堂

凡　例

一古今方书，至为繁伙。然于方前第注治某病某病，而未尝发明受病之因，及病在某经某络也。一方之中，第注用某药某药，亦未尝发明药之气味功能，入某经某络，所以能治某病之故也。方书徒设，庸医浅术，视之懵如，乃拘执死方以治活病，其不至于误世殃人者几希矣。及宋·陈无择始将仲景之书，先释病情，次明药性，使观者知其绪端，渐得解会。其嘉惠后人之心，可谓切至，而世犹以循文训事讥之。不知仲景之书，文浅义深，至为难读，其良法奥旨，虽非陈氏所能彻尽，然不读陈氏之训解，又安能入仲景之门庭乎？自陈氏而后，历年数百，竟未有继踵而释方书者，即如《金匮玉函》犹然晦昧，又况《千金》《外台》，以及后贤之制剂也哉。及明兴，始有吴鹤皋之《医方考》，分病列方，词旨明爽，海内盛行。兹仿陈氏、吴氏遗意而扩充之，采辑古方，先详受病之由，次解用药之意，而又博采硕论名言，分别宜用、忌用。惟求义朗，不厌词繁，颇竭苦心，不知有当世好否也。

一《医方考》因病分门，病分二十门，方凡七百首。然每证不过数方，嫌于方少；一方而二三见，又觉解多。如五积散、逍遥散皆未入选，不无阙略。兹集门分二十有一，正方三百有奇，附方之数过之，虽未足以尽医疗之目，苟能触类引伸，而医疗之大法，用之亦已不穷矣。

一本集所载，皆中正和平，诸书所共取，人世所常用之方。即间有一二厉剂，亦攻坚泻热所必需者，犹然布帛菽粟之味也。至于药味幽僻，采治艰难，及治奇证怪病者，概不选录。又，方虽出自古人，而非今人所常用者，亦不选录。

一古人立方，分两多而药味寡，譬如劲兵，专走一路，则足以破垒擒王矣。后世无前人之朗识，分两减而药味渐多，譬犹广设攻围，以庶几于一遇也。然品类太繁，攻治必杂，能无宜于此而不宜于彼者乎？兹集药过二十味以上者，概不选录。

一仲景《伤寒论》，前人印定眼目，自陈无择而外，鲜所发明。陶节庵虽著《伤寒六书》，参合后贤之治法，尽更仲景之方名，究未尝有片言只字，发挥仲景一证一方者；又变前法，不复分经论治。仲景之书，奥渺难穷；节庵之书，显浅易读，世人奉为蓍蔡，故识见愈卑猥也。近世如方中行、喻嘉言、程郊倩辈，各注《伤寒论辨》，虽有偏驳，未能尽合经意，然间有一二新义，为从前所未发者，故多录之，不敢重古而非今也。

一仲景《伤寒》诸方，为古今方书之祖，故注释尤加详悉，观者幸勿以其繁而厌之。

一正方之后，系以附方，一则篇章省约，一则便于披寻，且以示前人用药加减之法也。

一时丁衰晚，洞垣窥脏之技，世不再睹。而村间市井稍能诵《药性》，读《回春》者，辄尔悬壶，草菅人命，恬不为怪。古云"学医人费"，岂不信然？余窃悯之，故著《本草备要》一书，字笺句释，使知药品有性情，施用有宜忌；复著是集，辩证论方，使之受病有原因，治疗有轨则。庶几平居读之，可使心理开明；临病考之，不致攻补误用。设遇庸劣之手，既可据证以校方；设处穷僻之乡，不难检方以用药。岂非卫生之善道，笥箧之要编也乎？高明之家，以为然否？

一医书浩瀚，泛览为难。岐黄之家，尚艰博涉；文墨之士，奚暇旁通？若非篇章简要，词理通明，则智士不乐披寻，浅人复难解了。读方不得其解，治疗安所取裁？是以裒合诸家，会集众说，由博返约，用便搜求，实从前未有之书，亦医林不可不有之书也。第昂藏书既寡，见闻不多，集中采用不满数十家；又恐注释太繁，观者易倦，其中篇章漫衍不能尽录者，不得不稍微删节，非敢轻肆，以限于尺幅也。然出自某人某书，必仍存其名集。至于古今相沿之语，相袭之方，不知始自何人，而不可废者，皆采录之。或文法未畅者，亦僭为删润。间有窃附鄙见者，必加"昂按"二字。至每方之正解，有全用昔人者，有出自心裁者，然作述相半，未敢师心自用也。

一古人治疗，识见高明而用意深远，多有非后人所易测识者。况余不业岐黄，又学无师授，寡见渺闻，尤称固陋，安能尽洞古人立方之本意哉？今姑就方书所载，及愚心所通晓者，采辑成书。至于古方不得其解者尚多，不敢妄加逆意，以取罪先贤，贻误后世也。

一《纲目》《准绳》二书，有采用前人而不著其名氏，不能推原所自，则以"《纲目》曰""《准绳》曰"三字概之。

一集中所分门类，盖以治病之道，当治于未病，故先补养。既受病，则有汗、吐、下三法，故次发表、涌吐、攻里。若表证未除，里证复急者，当表里交治，故次发表攻里。又有病在半表半里，及在表而不宜汗，在里而不宜下者，法当和解，故次和解。然人之一身，以气血为主，故次理气、理血。若受病之因，多本于六淫，故次风、寒、暑、湿、燥、火。古云"百病皆由痰起"，故次除痰。若饮食不节，能致积滞，故次消导。又，滑则气脱，故次收涩。虫能作病，故次杀虫。至于眼目、痈疡、妇人，各有专科，然兹集所以便用，故每科略取数方，以备采择。末附"救急良方"，以应仓卒。再附"勿药元诠"于卷终，使知谨疾摄生之要，无非欲跻斯世于人寿而已。

一本集虽名方解，然而病源脉候，脏腑经络，药性治法，罔不毕备，诚医学之全书，岐黄之捷径也。读者倘能细心玩索，自有深造逢源之妙。若厌其繁多，而倦于批阅，则作者之苦心，无以表见于世矣。

一服药节度，有食前、食后之分，古今相传，罔敢或异。愚谓不然。凡人饮食入腹，皆受纳于胃中，胃气散精于脾，脾复传精于肺，肺主治节，然后分布于五脏六腑，是胃乃人身分金之炉也。未有药不入胃而能治于六经者也。肺为华盖，叶皆下垂，以受饮食之熏蒸。药入胃脘，疾趋而下，安能停止？若有停留，则为哽为噎矣。未闻心药饮至心间而即可入心，肺药饮至肺间而即能入肺者。若上膈之药，食后服之，胃中先为别食所填塞，须待前食化完，方能及后药，是欲速而反缓矣。且经脉在肉理之中，药之糟粕如何能到？其到者，不过气味耳。若云上膈之药须令在上，下膈之药须令在下，则治头之药必须入头，治足之药必须入足乎？此理之显见易见者。但此法相传已久，集中一仍其旧，不敢擅改。然不能无疑，附记于此，以质明者。

一十二经络：手太阴肺，手少阴心，手厥阴心包，手太阳小肠，手少阳三焦，手阳明大肠，足太阴脾，足少阴肾，足厥阴肝，足太阳膀胱，足少阳胆，足阳明胃。附此，以备查考。

目录

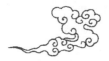

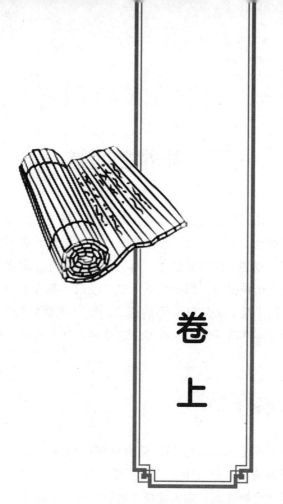

卷上

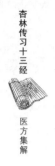
补养之剂第一

补者，补其所不足也；养者，栽培之，将护之，使得生遂条达，而不受戕贼之患也。人之气禀，罕得其平，有偏于阳而阴不足者，有偏于阴而阳不足者，故必假药以滋助之，而又须优游安舒，假之岁月，使气血归于和平，乃能形神俱茂，而疾病不生也。经曰：圣人不治已病，治未病；不治已乱，治未乱。夫病已成而后药之，乱已成而后治之，譬犹渴而穿井，斗而铸兵，不亦晚乎？故先补养。然补养非旦夕可效，故以丸剂居前，汤剂居后。

六味地黄丸 （补真阴，除百病）

治肝肾不足，真阴亏损，精血枯竭，憔悴羸弱，腰痛足酸，自汗盗汗，水泛为痰，发热咳嗽，头晕目眩，耳鸣耳聋，遗精便血，消渴淋沥，失血失音，舌燥喉痛，虚火牙痛，足跟作痛，下部疮疡等证。

地黄（砂仁酒拌，九蒸九晒，八两）　山茱肉（酒润）　山药（四两）
茯苓（乳拌）　丹皮　泽泻（三两）

蜜丸，空心，盐汤下。冬，酒下。

钱氏加减法：血虚阴衰，熟地为君；精滑头昏，山茱为君；小便或多或少，或赤或白，茯苓为君；小便淋沥，泽泻为君；心虚火盛及有瘀血，丹皮为君；脾胃虚弱，皮肤干涩，山药为君。言为君者，其分用八两，地黄只用臣分两。

此足少阴、厥阴药也。熟地滋阴补肾，生血生精；山茱温肝逐风，涩精秘气；牡丹泻君相之伏火，凉血退蒸；山药清虚热于肺脾，补脾固肾；茯苓渗脾中湿热，而通肾交心；泽泻泻膀胱水邪，而聪耳明目。六经备治，而功专肾肝；寒燥不偏，而补兼气血。苟能常服，其功未易殚述也。

本方煎服，名六味地黄汤，治同。

本方加附子、肉桂各一两，名桂附八味丸，治相火不足，虚羸少气，王冰所谓"益火之源，以消阴翳"也。尺脉弱者宜之。

本方加黄柏、知母各二两，名知柏八味丸，治阴虚火动，骨痿髓枯，王冰所谓"壮水之主，以制阳光"也。尺脉旺者宜之。

本方加桂一两，名七味地黄丸，引无根之火降而归元。

本方加五味三两，名都气丸，治劳嗽。

本方加五味二两、麦冬三两，名八仙长寿丸，再加紫河车一具，并治虚损劳热。

本方加杜仲（姜炒）、牛膝（酒洗）各二两，治肾虚，腰膝酸痛。

本方去泽泻，加益智仁三两（盐、酒炒），治小便频数。

本方用熟地二两，山药、山茱、丹皮、归尾、五味、柴胡各五钱，茯神、泽泻各二钱半，蜜丸，朱砂为衣，名益阴肾气丸，治肾虚目昏。

附桂八味丸加车前、牛膝，名肾气丸，治蛊胀。

七宝美髯丹 （补肝肾）

治气血不足，羸弱周痹，肾虚无子，消渴淋沥，遗精崩带，痈疮痔肿等证。

何首乌（大者，赤、白各一斤，去皮，切片，黑豆拌，九蒸九晒）　白茯苓（乳拌）　牛膝（酒浸，同首乌第七次蒸至第九次）　当归（酒洗）　枸杞（酒浸）　菟丝子（酒浸，蒸，各半斤）　破故纸（黑芝麻拌炒，四两，净）

蜜丸，盐汤或酒下。并忌铁器。

此足少阴、厥阴药也。何首乌涩精固气，补肝坚肾，为君；茯苓交心肾而渗脾湿；牛膝强筋骨而益下焦；当归辛温以养血；枸杞甘寒而补水；菟丝子益三阴而强卫气；补骨脂助命火而暖丹田。此皆固本之药，使荣卫调适，水火相交，则气血太和，而诸疾自已也。

还少丹 （阴阳平补）

治脾肾虚寒，血气羸乏，不思饮食，发热盗汗，遗精白浊，肌体瘦弱，牙齿浮痛等证。

熟地黄（二两）　山药　牛膝（酒浸）　枸杞（酒浸，两半）　山茱肉　茯苓（乳拌）　杜仲（姜汁炒断丝）　远志（去心）　五味子（炒）　楮实（酒蒸）　小茴香（炒）　巴戟天（酒浸）　肉苁蓉（酒浸，一两）　石菖蒲

（五钱）

加枣肉，蜜丸，盐汤或酒下。

一方，茯苓换茯神，加川续断，名打老儿丸。

此手足少阴、足太阴药也。两肾中间有命火，乃先天之真阳，人之曰用云为，皆此火也。此火衰微，则无以熏蒸脾胃，饮食减少，而精气日衰矣。苁蓉、巴戟能入肾经血分，茴香能入肾经气分，同补命门相火之不足，火旺则土强，而脾能健运矣；熟地、枸杞补水之药，水足则有以济火，而不亢不害矣；杜仲、牛膝补腰膝以助肾；茯苓、山药渗湿以助脾；山茱、五味生肺液而固精；远志、菖蒲通心气以交肾；大枣补气益血，润肺强脾；楮实助阳补虚，充肌壮骨。此水火平调，脾肾交补之剂也。

丹溪去楮实，更名滋阴大补丸。

黑地黄丸　（健脾补肾）

治脾肾不足，房室虚损，形瘦无力，面色青黄。亦治血虚久痔。

苍术（油浸）　熟地黄（一斤）　五味子（半斤）　干姜（春、冬一两，秋七钱，夏五钱）

枣肉丸，米饮或酒下。

此足太阴、少阴药也。喻嘉言曰：此方以苍术为君，地黄为臣，五味为佐，干姜为使，治脾肾两脏之虚，而去脾湿，除肾燥，两擅其长，超超玄著，视后人之脾肾双补，药味庞杂者，相去不已远耶？

虎潜丸　（补阴）

治精血不足，筋骨痿弱，足不任地，及骨蒸劳热。

黄柏（盐、酒炒）　知母（盐、酒炒）　熟地黄（三两）　虎胫骨（酥炙，一两）　龟板（酥炙，四两）　锁阳（酒润）　当归（酒洗，两半）　牛膝（酒蒸）　白芍（酒炒）　陈皮（盐水润，二两）

羯羊肉，酒煮烂，捣丸，盐汤下。冬加干姜一两。

丹溪加干姜、白术、茯苓、甘草、五味、菟丝、紫河车，名补益丸，治痿。

一方加龙骨，名龙虎济阴丹，治遗泄。

此足少阴药也。黄柏、知母、熟地，所以壮肾水而滋阴；当归、芍药、牛膝，所以补肝虚而养血。牛膝又能引诸药下行，以壮筋骨，盖肝肾同一治也。龟得阴气最厚，故以补阴而为君；虎得阴气最强，故以健骨而为佐。用胫骨者，虎虽死，犹立不仆，其气力皆在前胫，故用以入足，从其类也。锁阳益精壮阳，养筋润燥。然数者皆血药，故又加陈皮以利气，加干姜以通阳。羊肉甘热，属火而大补，亦"以味补精，以形补形"之义，使气血交通，阴阳相济也。名虎潜者，虎阴类，潜藏也。一名补阴丸，盖补阴所以称阳也。

天真丸 （补气血）

治一切亡血过多，形槁肢羸，饮食不进，肠胃滑泄，津液枯竭。久服，生血益气，暖胃驻颜。

精羊肉（七斤，去筋膜、脂皮，批开，入下药末） 肉苁蓉 山药（湿者，十两） 当归（十二两，酒洗） 天冬（去心，一斤）

为末，安羊肉，缚定，用无灰酒四瓶，煮令酒干，入水二斗，煮烂，再入后药。

黄芪（五两） 人参（三两） 白术（二两）

为末，糯米饭作饼，焙干，和丸，温酒下。如难丸，用蒸饼杵丸。

此手足太阴药也。喻嘉言曰：此方可谓长于用补矣，人参、羊肉同功，而苁蓉、山药为男子之佳珍，合之当归养荣，黄芪益卫，天冬保肺，白术健脾，而其制法尤精，允为补方之首。

三才封髓丹 （补脾肺肾）

降心火，益肾水，滋阴养血，润而不燥。

天门冬 熟地黄（二两） 人参（一两） 黄柏（酒炒，三两） 砂仁（两半） 甘草（炙，七钱半）

面糊丸，用苁蓉五钱，切片，酒一大盏，浸一宿，次日煎汤送下。

此手足太阴、足少阴药也。天冬以补肺生水，人参以补脾益气，熟地以补肾滋阴，以药有天地人之名，而补亦在上中下之分，使天地位育，参赞居中，故曰三才也。喻嘉言曰：加黄柏入肾滋阴，加砂仁以入脾行滞，加甘草以少变天冬、黄柏之苦，俾合人参建立中气，以伸参两之权，殊非好为增益成方之比也。

本方除后三味，等分，煎，名三才汤，治脾肺虚劳咳嗽。

本方除前三味，名凤髓丹，治心火旺盛，肾精不固，易于施泄。

大造丸 （肺肾虚损）

治虚损劳伤，咳嗽潮热。

紫河车（一具）　败龟板（二两，童便浸三日，酥炙黄）　黄柏（盐、酒炒）　杜仲（酥炙，两半）　牛膝（酒浸）　天冬（去心）　麦冬（去心）　人参（一两）　地黄（二两）　茯苓　砂仁（六钱，同煮，去之）　夏加五味子。

酒米糊丸，盐汤下。冬，酒下。女人去龟板，加当归，乳煮糊丸。

此手太阴、足少阴药也。河车本血气所生，大补气血，为君；败龟得阴气最全，黄柏禀阴气最厚，滋阴补水，为臣；杜仲润肾补腰，牛膝强筋壮骨，地黄养阴退热，制以茯苓、砂仁，入少阴而益肾精；二冬降火清金，合之人参、五味，能生脉而补肺气。大要以金水为生化之原，合补之以成大造之功也。

补天丸 （肾损）

治气血衰弱，六脉细数，虚劳之证。

紫河车（一具）　黄柏（酒炒）　龟板（酥炙，三两）　杜仲（姜汁炒）　牛膝（酒浸，二两）　陈皮（一两）　冬加干姜五钱，夏加炒五味子一两。

酒糊丸。

此足少阴药也。黄柏、龟板，滋肾之药；杜仲、牛膝，腰膝之药，皆以补肾而强阴也。河车名曰混沌皮，用气血以补气血，假后天以济先天，故曰补天。加陈皮者，于补血之中而兼调其气也。冬月寒水用事，故加干姜以助阳；夏月火旺烁金，故加五味以保肺。

人参固本丸 （肺劳）

治肺劳虚热。

人参（二两）　　天冬（炒）　　麦冬（炒）　　生地黄　熟地黄（四两）

蜜丸。

此手太阴、足少阴药也。肺主气，而气根于丹田（肾部），故肺肾为子母之脏，必水能制火，而后火不刑金也。二冬清肺热，二地益肾水，人参大补元气，气者水之母也。且人参之用，无所不宜，以气药引之则补阳，以血药引之亦补阴也。

参乳丸 （气血交补）

大补气血。

人参末　人乳粉

等分，蜜丸。

炖乳取粉法：取无病年少妇人乳，用银瓢或锡瓢，倾乳少许，浮滚水上炖，再浮冷水上立干，刮取粉用，如摊粉皮法。

此手足太阴、足厥阴药也。人参大补元气，人乳本血液化成，用之以交补气血，实平淡之神奇也。

天王补心丹 （补心）

治思虑过度，心血不足，怔忡健忘，心口多汗，大便或秘或溏，口舌生疮等证。

生地（四两，酒洗）　　人参　玄参（炒）　　丹参（炒）　　茯苓（一用茯神）　桔梗　远志（炒）　　酸枣仁（炒）　　柏子仁（炒，研，去油）　　天冬（炒）　麦冬（炒）　当归（酒洗）　　五味子（一两，炒）

蜜丸，弹子大，朱砂为衣，临卧，灯心汤下一丸，或噙含化。

一方有石菖蒲四钱，无五味子。一方有甘草。

此手少阴药也。生地、玄参，北方之药，补水所以制火，取既济之义也；丹参、当归所以生心血；血生于气，人参、茯苓所以益心气；人参合麦冬、五味，又为生脉散，盖心主脉，肺为心之华盖，而朝百脉，补肺生脉，所以使天气下降也；天冬苦入心而寒泻火，与麦冬同为滋水润燥之剂；远志、枣仁、柏仁所以养心神，而枣仁、五味酸以收之，又以敛心气之耗散也；桔梗清肺利膈，取其载药上浮而归于心，故以为使；朱砂色赤，赤入心，寒泻热而重宁神。读书之人，所当常服。

孔圣枕中丹 （补心肾）

治读书善忘。久服，令人聪明。

败龟板（酥炙）　龙骨（研末，入鸡腹煮一宿）　远志　九节菖蒲

等分，为末，每服酒调一钱，日三服。

此手足少阴药也。龟者，介虫之长，阴物之至灵者也；龙者，鳞虫之长，阳物之至灵者也。借二物之阴阳，以补吾身之阴阳；假二物之灵气，以助吾心之灵气也。又，人之精与志皆藏于肾，肾精不足则志气衰，不能上通于心，故迷惑善忘也。远志苦泄热而辛散郁，能通肾气上达于心，强志益智；菖蒲辛散肝而香舒脾，能开心孔而利九窍，去湿除痰；又，龟能补肾，龙能镇肝，使痰火散而心肝宁，则聪明开而记忆强矣。

大补阴丸 （补阴）

治水亏火炎，耳鸣耳聋，咳逆虚热，肾脉洪大，不能受峻补者。

黄柏（盐、酒炒）　知母（盐水炒，四两）　熟地黄（酒蒸）　败龟板（酥炙，六两）

猪脊髓和蜜丸，盐汤下。

此足少阴药也。四者皆滋阴补肾之药，补水即所以降火，所谓"壮水之主，以制阳光"是也；加脊髓者，取其能通肾命，以骨入骨，以髓补髓也。

滋肾丸 （补水）

治肾虚蒸热，脚膝无力，阴痿阴汗，冲脉上冲而喘，及下焦邪热，口不渴而小便秘。

黄柏（酒炒，二两）　知母（酒炒，一两）　桂（一钱）

蜜丸。

此足少阴药也。水不胜火，法当壮水以制阳光。黄柏苦寒微辛，泻膀胱相火，补肾水不足，入肾经血分；知母辛苦寒滑，上清肺金而降火，下

润肾燥而滋阴，入肾经气分，故二药每相须而行，为补水之良剂。肉桂辛热，假之反佐，为少阴引经，寒因热用也。

本方去桂，名疗肾滋本丸，治肾虚目昏。

本方去桂，加黄连，名黄柏滋肾丸，治上热下冷、水衰心烦。

单黄柏一味，名大补丸，治肾、膀胱虚热，腰股痛而足心热。为末，姜汁、酒调服，名潜行散，治痛风，腰以下湿热流注。

斑龙丸 （补阳）

治虚损，理百病，驻颜益寿。

鹿角胶　鹿角霜　菟丝子　柏子仁　熟地黄

等分，为末，酒化胶为丸。

一方加补骨脂。一方加鹿茸、肉苁蓉、阳起石、附子、黄芪、当归、枣仁（炒）、辰砂，亦名斑龙丸。

此手足少阴药也。鹿角胶霜、菟丝、熟地皆肾经血分药也，大补精髓；柏子仁入心而养心气，又能入肾而润肾燥，使心肾相交，心志旺而神魂安，精髓充而筋骨壮，去病益寿，不亦宜乎？

龟鹿二仙膏 （补气血）

治瘦弱少气，梦遗泄精，目视不明，精极之证。

鹿角（十斤）　龟板（五斤）　枸杞（二斤）　人参（一斤）

先将鹿角、龟板锯截刮净，水浸，桑火熬炼成胶，再将人参、枸杞熬膏和入，每晨酒服三钱。

此足少阴药也。龟为介虫之长，得阴气最全；鹿角遇夏至即解，禀纯阳之性，且不两月长至一二十斤，骨之速生无过于此者，故能峻补气血。两者皆用气血以补气血，所谓补之以其类也。人参大补元气，枸杞滋阴助阳。此血气阴阳交补之剂，气足则精固不遗，血足则视听明了，久服可以益寿，岂第已疾而已哉！

补火丸 （补肾命火）

治冷劳，气血枯竭，肉瘠齿落，肢倦言微。

石硫黄（一斤）　猪大肠（二尺）

将硫黄为末，实猪肠中，烂煮三时，取出，去肠，蒸饼为丸，如梧子大。每服十丸，日渐加之。凡服硫黄者，忌食诸禽兽血。

此足少阴命门药也。硫黄，火之精也，亦号将军，故用之以补火；以其大热有毒，故用猪肠烂煮以解之。庸俗之人，忌而罕用，盖不知有破邪归正，返滞还清，消阴回阳，化魄生魂之力也。

［附］

金液丹

硫黄（十两）

研末，瓷盆盛，水和赤石脂封口，盐泥固济，日干；地内埋一小罐，盛水令满，安盆在内，用泥固济；慢火养七日七夜，加顶火一斤煅，取出，研末，蒸饼丸，米饮下。治久寒痼冷，劳伤虚损，伤寒阴证，小儿慢惊。

玉真丸

生硫黄（二两）　生硝石　石膏　半夏（一两）

姜汁糊丸，姜汤或米饮下，每四十丸，治肾厥头痛。

来复丹

太阴元精石　舶上硫黄　硝石（各一两）　五灵脂（去砂石）　青皮　陈皮（一两）

醋糊丸，米饮下，治伏暑泄泻，身热脉弱。

半硫丸

半夏　硫黄

等分，生姜糊丸，治老人虚秘、冷秘。

灵砂丹

水银（三两）　硫黄（一两）

炼成，研末，糯米糊丸，治诸虚痼冷。

二气丹

硝石 硫黄

等分，为末，石器炒成砂，再研，糯米糊丸，梧子大。每服四十丸，井水下，治伏暑伤冷，二气交错，中脘痞结，或呕或泄，霍乱厥逆。

返阴丹

治阴毒伤寒，心神烦躁，四肢逆冷。

硫黄（五两） 硝石 太阴元精石（一两） 附子（炮） 干姜（炮） 桂心（五钱）

用铁铫，先铺元精末一半，次铺硝石末一半，中间下硫黄末，又着硝石一半盖硫黄，再以元精末盖上，用小盏合着，炭三斤，烧令得所，勿令烟出。研末，和前药末，饭丸，梧子大。每服十五至二十丸，艾汤下，汗出为度。

《本事方》破阴丹

治阴中伏阳，烦躁，六脉沉伏。

硫黄 水银（各一两） 陈皮 青皮（各五钱）

先将硫黄入铫熔开，次下水银，铁杖搅匀，令无星，细研，糊丸，每服三十丸。如烦躁，冷盐汤下；阴证，艾汤下。

《伤寒百问》方

硫黄（五钱）

艾汤调下，治身冷脉微，厥而烦躁，令卧，汗出愈。

黑锡丹

黑铅 硫黄（各二两）

将锡熔化，渐入硫黄，候结成片，倾地上，出火毒，研至无声为度。治阴阳不升降，上盛下虚，头目眩晕。

唐郑相国方 （补肺肾）

治虚寒喘嗽，腰脚酸痛。

破故纸（十两，酒蒸，为末） 胡桃肉（二十两，去皮，烂捣）

蜜调如饴，每晨酒服一大匙。不能饮者，熟水调。忌芸苔、羊肉。

此手太阴、足少阴药也。破故纸属火，入心包、命门，能补相火，以通君火，暖丹田，壮元阳；胡桃属木，能通命门，利三焦，温肺润肠，补

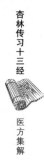

养气血，有木火相生之妙。气足则肺不虚寒，血足则肾不枯燥。久服利益甚多，不独上疗喘嗽，下强腰脚而已也。

本方加杜仲一斤、生姜炒蒜四两，名青娥丸，治肾虚腰痛；再加牛膝（酒浸）、黄柏（盐水浸）、川草薢（童便浸），蜜丸，治同。

本方加杜仲、胡芦巴、小茴香、草薢，名喝起丸，治小肠气痛引腰。

二至丸 （补肾）

补腰膝，壮筋骨，强阴肾，乌髭发。价廉而功大。

冬青子（即女贞实，冬至日采，不拘多少，阴干，蜜、酒拌蒸，过一夜，粗袋擦去皮，晒干，为末，瓦瓶收贮；或先熬干，旱莲膏旋配用）　旱莲草（夏至日采，不拘多少，捣汁，熬膏，和前药，为丸）

临卧，酒服。一方加桑椹干为丸，或桑椹熬膏和入。

此足少阴药也。女贞甘平，少阴之精，隆冬不凋，其色青黑，益肝补肾；旱莲甘寒，汁黑入肾补精，故能益下而荣上，强阴而黑发也。

扶桑丸 （除风湿，润五脏）

除风湿，起嬴尪，驻容颜，乌髭发，却病延年。

嫩桑叶（去蒂，洗净，暴干，一斤，为末）　巨胜子（即黑脂麻，淘净，四两）　白蜜（一斤）

将脂麻擂碎，熬浓汁，和蜜，炼至滴水成珠，入桑叶末，为丸。一方，桑叶为末，脂麻蒸捣，等分，蜜丸。早，盐汤；晚，酒下。

此足少阴、手足阳明药也。桑乃箕星之精，其木利关节，养津液；其叶甘寒，入手足阳明，凉血燥湿而除风。巨胜甘平，色黑，益肾补肝，润腑脏，填精髓。夫风湿去则筋骨强，精髓充则容颜泽，却病乌髭，不亦宜乎？

参苓白术散 （补脾）

治脾胃虚弱，饮食不消，或吐或泻。

人参　白术（土炒）　茯苓　甘草（炙）　山药（炒）　扁豆（炒）

薏仁（炒）　　莲肉（炒去心）　　陈皮　砂仁　桔梗

　　为末，每三钱，枣汤或米饮调服。

　　此足太阴、阳明药也。治脾胃者，补其虚，除其湿，行其滞，调其气而已。人参、白术、茯苓、甘草、山药、薏仁、扁豆、莲肉皆补脾之药也。然茯苓、山药、薏仁，理脾而兼能渗湿。砂仁、陈皮，调气行滞之品也，然合参、术、苓、草，暖胃而又能补中。桔梗苦甘入肺，能载诸药上浮，又能通天气于地道，使气得升降而益和，且以保肺防燥，药之上僭也。

妙香散 （遗精惊悸）

　　治梦遗失精，惊悸郁结。

　　山药（二两，姜汁炒）　　人参　黄芪　远志（炒）　　茯苓　茯神（一两）
桔梗（三钱）　　甘草（二钱）　　木香（二钱五分）　　麝香（一钱）　　辰砂
（二钱，另研）

　　为末，每服二钱，酒下。

　　此手足少阴药也。心，君火也。君火一动，相火随之，相火寄于肝胆，肾之阴虚则精不藏，肝之阳强则气不固，故精脱而成梦矣。山药益阴清热，兼能涩精，故以为君；人参、黄芪所以固其气，远志、二茯所以宁其神，神宁气固，则精自守其位矣；且二茯下行利水，又以泄肾中之邪火也；桔梗清肺散滞，木香疏肝和脾；丹砂镇心安神，麝香通窍解郁，二药又能辟邪，亦所以治其邪感也；加甘草者，用以交和乎中，犹黄婆之媒婴姹也。是方不用固涩之剂，但安神正气，使精与神气相依而自固矣。以其安神利气，故亦治惊悸郁结。

玉屏风散 （补表）

　　治自汗不止，气虚表弱，易感风寒。

　　黄芪（炙，四两）　　防风（一两）　　白术（炒，二两）

　　为末，每服三钱。

　　此足太阳、手足太阴药也。黄芪补气，专固肌表，故以为君；白术益脾，脾主肌肉，故以为臣；防风去风，为风药卒徒，而黄芪畏之，故以为

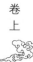

使。以其益卫固表，故曰玉屏风。

前药，等分，煎，名黄芪汤，洁古用代桂枝汤，治春夏发热有汗，脉微弱，恶风寒者。恶风甚，加桂枝。又用川芎、苍术、羌活，等分，名川芎汤，以代麻黄汤，治秋冬发热无汗，恶风寒者。恶寒甚，加麻黄。

四君子汤 （补阳益气）

治一切阳虚气弱，脾衰肺损，饮食少思，体瘦面黄，皮聚毛落，脉来细软。

人参　白术（土炒）　茯苓（二钱）　甘草（一钱）

姜三片，枣二枚，煎。

此手足太阴、足阳明药也。人参甘温，大补元气，为君；白术苦温，燥脾补气，为臣；茯苓甘淡，渗湿泻热，为佐；甘草甘平，和中益土，为使也。气足脾运，饮食倍进，则余脏受荫，而色泽身强矣。再加陈皮以理气散逆，半夏以燥湿除痰，名曰六君，以其皆中和之品，故曰君子也。

本方加陈皮，名异功散，调理脾胃；再加半夏，名六君子汤，治气虚有痰，脾虚鼓胀；再加香附、砂仁，名香砂六君子汤，治虚寒胃痛，或腹痛泄泻。

六君子加麦冬、竹沥，治四肢不举。

六君子加柴胡、葛根、黄芩、白芍，名十味人参散，治虚热潮热，身体倦怠。

六君子加乌梅、草果，等分，姜枣煎，名四兽饮，治五脏气虚，七情兼并，结聚痰饮，与卫气相搏，发为疟疾。亦治瘴疟。

本方加黄芪、山药，亦名六君子汤，为病后调理，助脾进食之剂。

本方加生姜、酸枣仁（炒），治振悸不得眠。

本方加竹沥、姜汁，治半身不遂在右者，属气虚。亦治痰厥暴死。

本方加木香、藿香、干葛，名七味白术散，治脾虚肌热，泄泻，虚热作渴。杨仁斋再加五味子、柴胡，治消渴不能食。

本方除人参，加白芍，名三白汤，治虚烦，或泄或渴，为调理内伤外感之奇方。

本方除茯苓，加干姜，名四顺汤，亦可蜜丸，治阴证，脉沉无热，不欲见光，腹痛不和。

本方加山药、扁豆，姜枣煎，名六神散，治小儿表热去后又发热者。

四君合四物，名八珍汤，治心肺虚损，气血两虚，及胃损，饮食不为肌肤。若伤之重者，真阴内竭，虚阳外鼓，诸证蜂起，则于四君、四物之中，又加黄芪以助阳固表，加肉桂以引火归元，名十全大补汤。

十全大补去川芎，加陈皮，名温经益元散，治汗后头眩心悸，筋惕肉瞤，或汗出不止，及下后下利不止，身体疼痛。

十全大补加防风为君，再加羌活、附子、杜仲、牛膝，名大防风汤，治鹤膝风。

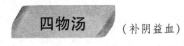

四物汤 （补阴益血）

（见血门）

补中益气汤 （补中升阳）

（见气门）

升阳益胃汤 （升阳益胃）

治脾胃虚弱，怠惰嗜卧，时值秋燥令行，湿热方退，体重节痛，口苦舌干，心不思食，食不知味，大便不调，小便频数，兼见肺病，洒淅恶寒，惨惨不乐，乃阳气不升也。经曰：膻中者，臣使之官，喜乐出焉。在两乳间。

黄芪（二两）　人参　甘草（炙）　半夏（一两，脉涩者用）　白芍（炒）　羌活　独活　防风（五钱，以其秋旺，故以辛温泻之）　陈皮（四钱，留白）　白术（土炒）　茯苓（小便利，不渴者，勿用）　泽泻（不淋，勿用）　柴胡（三钱）　黄连（二钱）

每服三钱，姜枣煎。

又，补中益气汤加炒曲、黄芩，亦名益胃升阳汤，治妇人经候凝结，血块暴下，脾虚水泻。

此足太阴、阳明药也。六君子助阳益胃，补脾胃之上药也；加黄芪以补肺而固卫，芍药以敛阴而调荣，羌活、独活、防风、柴胡以除湿痛而升清阳，茯苓、泽泻以泻湿热而降浊阴，少佐黄连以退阴火。补中有散，发中有收，使气足阳升，则正旺而邪服矣。

补脾胃泻阴火升阳汤 （补脾胃，升阳泻火）

治饮食伤胃，劳倦伤脾，火邪乘之，而生大热，右关脉缓弱，或弦，或浮数。

黄芪　苍术（泔浸，炒）　甘草（炙）　羌活（一两）　升麻（八钱）柴胡（两半）　黄连（酒炒，五钱）　黄芩（炒）　人参（七钱）　石膏（少许，长夏微用，过时去之）

每服三钱或五钱。

此足太阴、阳明、少阳药也。柴胡、升麻、羌活，助阳益胃，以升清气；人参、苍术、黄芪、甘草，益气除湿，以补脾胃；黄芩、黄连、石膏，凉心清胃，以泻阴火。

归脾汤 （引血归脾）

（见血门）

养心汤 （补心）

（见血门）

人参养荣汤 （补血）

（见血门）

补肺汤 （补肺止嗽）

治肺虚咳嗽。

人参　黄芪（蜜炙）　五味子（炒）　紫菀（一钱）　桑白皮（蜜炙）熟地黄（二钱）

入蜜少许，和服。

此手太阴、足少阴药也。肺虚而用参芪者，脾为肺母，气为水母也；用熟地者，肾为肺子，子虚必盗母气以自养，故用肾药先滋其水，且熟地亦化痰之妙品也；咳则气伤，五味酸温，能敛肺气；咳由火盛，桑皮甘寒，能泻肺火；紫菀辛能润肺，温能补虚。合之而名曰补肺，盖金旺水生，咳嗽自止矣。

补肺阿胶散　（补肺清火）

治肺虚有火，嗽无津液而气哽者。

阿胶（蛤粉炒，一两半）　马兜铃（焙）　甘草（炙）　牛蒡子（炒香，一两）　杏仁（去皮、尖，七粒）　粳米（一两）

此手太阴药也。马兜铃清热降火，牛蒡子利膈滑痰，杏仁润燥散风，降气止咳，阿胶清肺滋肾，益血补阴。气顺则不哽，液补则津生，火退而嗽宁矣。土为金母，故加甘草、粳米以益脾胃。

生脉散　（保肺复脉）

（见暑门）

百合固金汤　（保肺）

治肺伤咽痛，喘嗽痰血。

生地黄（二钱）　熟地黄（三钱）　麦冬（钱半）　百合　芍药（炒）　当归　贝母　生甘草（一钱）　玄参　桔梗（八分）

此手太阴、足少阴药也。金不生水，火炎水干，故以二地助肾滋水退热为君；百合保肺安神，麦冬清热润燥，玄参助二地以生水，贝母散肺郁而除痰，归芍养血兼以平肝，甘桔清金成功上部，皆以甘寒培元清本，不欲以苦寒伤生发之气也。

紫菀汤 （肺劳气极）

治肺伤气极，劳热久嗽，吐痰吐血，及肺痿变痈。

紫菀（洗净，炒）　阿胶（蛤粉炒成珠）　知母　贝母（一钱）　桔梗　人参　茯苓　甘草　五味子（十二粒）

食后服。一方加莲肉。

此手太阴药也。劳而久嗽，肺虚可知，即有热证，皆虚火也。海藏以保肺为君，故用紫菀、阿胶；以清火为臣，故用知母、贝母；以参苓为佐者，扶土所以生金；以甘桔为使者，载药上行脾肺；五味子滋肾家不足之水，收肺家耗散之金，久嗽者所必收也。

秦艽扶羸汤 （肺劳）

治肺痿骨蒸，或寒或热成劳，咳嗽声嗄不出，体虚自汗，四肢倦怠。

柴胡（二钱）　秦艽　人参　当归　鳖甲（炙）　地骨皮（钱半）　紫菀　半夏　甘草（炙，一钱）

加姜、枣煎。

此手太阴、足少阳药也。柴胡、秦艽散表邪兼清里热，鳖甲、地骨滋阴血而退骨蒸，参草补气，当归和血，紫菀理痰嗽，半夏发音声。表里交治，气血兼调，为扶羸良剂。

黄芪鳖甲散 （劳热）

治男女虚劳客热，五心烦热，四肢怠惰，咳嗽咽干，自汗食少，或日晡发热。

黄芪（蜜炙）　鳖甲（炙）　天冬（五钱）　秦艽　柴胡　地骨皮　茯苓（三钱）　桑白皮　紫菀　半夏　芍药　生地黄　知母　甘草（炙，三钱半）　人参　桔梗　肉桂（一钱半）

每一两，加姜煎。《卫生》减桂、芍、地骨，名人参黄芪散，治同。

此手足太阴、足少阳药也。鳖甲、天冬、芍、地、知母滋肾水而泻肺肝之火，以养阴也；黄芪、人参、桂、苓、甘草固卫气而补脾肺之虚，以助阳也；桑皮、桔梗以泻肺热，半夏、紫菀以理痰嗽，秦艽、地骨以散内热而除蒸，柴胡以解肌热而升阳。此表里气血交治之剂也。

秦艽鳖甲散 （风劳）

治风劳骨蒸，午后壮热，咳嗽肌瘦，颊赤盗汗，脉来细数。

鳖甲（一两，炙） 秦艽 知母 当归（五钱） 柴胡 地骨皮（一两） 乌梅（一个） 青蒿（五叶） 汗多，倍黄芪。

此足少阳、厥阴药也。风生热而热生风，非柴胡、秦艽不能驱风邪使外出；鳖，阴类，用甲者，骨以及骨之义；乌梅酸涩，能引诸药入骨而敛热；青蒿苦寒，能从诸药入肌而解蒸；知母滋阴，当归和血；地骨散表邪，兼清里热，又止汗除蒸之上品也。

益气聪明汤 （聪耳明目）

治内障目昏，耳鸣耳聋。

黄芪 人参（五钱） 葛根 蔓荆子（三钱） 白芍 黄柏（二钱。如有热烦乱，春月渐加，夏倍之；如脾虚，去之；热减，少用） 升麻（钱半） 炙甘草（一钱）

每四钱，临卧服，五更再服。

此足太阴、阳明、少阴、厥阴药也。十二经脉清阳之气，皆上于头面而走空窍，因饮食劳役，脾胃受伤，心火大盛，则百脉沸腾，邪害空窍矣。参芪甘温以补脾胃，甘草甘缓以和脾胃；干葛、升麻、蔓荆轻扬升发，能入阳明，鼓舞胃气，上行头目，中气既足，清阳上升，则九窍通利，耳聪而目明矣；白芍敛阴和血，黄柏补肾生水，盖目为肝窍，耳为肾窍，故又用二者平肝滋肾也。

羊肉汤 （亡阳失血）

治伤寒汗下太过，亡阳失血，恶人蜷卧，时战如疟，及产脱血虚。

当归 白芍 牡蛎（煅，一两） 龙骨（煅，五钱） 生姜（二两） 附子（炮，二两） 桂枝（七钱半）

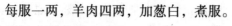

每服一两，羊肉四两，加葱白，煮服。

此足少阴药也。当归、芍药以补其阴，附子、姜、桂以复其阳，龙骨、牡蛎以收其脱，羊肉大补以生其气血。

发表之剂第二

发者，升之，散之，汗之也。表者，对里而言也。三阳为表，三阴为里，而太阳为表之表，阳明为表之里，少阳为半表半里也。邪之伤人，先中于表，以渐而入于里，始自太阳，以及阳明，少阳，乃入阴经，由太阴，少阴，以及厥阴，六经乃尽也。治病者，当及其在表而汗之，散之，使不至于传经入里，则病易已矣。若表邪未尽而遽下之，则表邪乘虚入里；或误补之，则内邪壅闭不出，变成坏证者多矣。经曰：善治者治皮毛，其次治肌肤，其次治筋脉，其次治六腑，其次治五脏，治五脏者，半死半生也。

麻黄汤 （寒伤营，发表）

治伤寒太阳证，邪气在表，发热头痛，身痛腰痛，骨节痛，项背强，恶寒恶风，无汗而喘，脉浮而紧。亦治太阳阳明合病，喘而胸满。亦治哮证。

麻黄（去节，三两）　桂枝（二两）　杏仁（七十枚，去皮、尖）　甘草（一两，炙用）

先煮麻黄数沸，去沫，内诸药煎，热服，覆取微汗，中病即止，不必尽剂，无汗再服。

此足太阳药也。麻黄中空，辛温气薄，肺家专药而走太阳，能开腠散寒；桂枝辛温，能引营分之邪，达之肌表；杏仁苦甘，散寒而降气；甘草甘平，发散而和中。经曰"寒淫于内，治以甘热，佐以苦辛"是已。

本方除桂枝，加石膏，名麻黄杏仁甘草石膏汤，治汗下后，不可更行桂枝汤，汗出而喘，无大热者；亦治温疟，先热后寒。

本方加白术，名麻黄加术汤，治湿家身体烦痛，宜发汗。

本方去桂枝、杏仁，加附子，名麻黄附子汤，治脉沉，虚胀者，为气水，属少阴，发其汗即止。

本方除桂枝、杏仁，名甘草麻黄汤，治里水，重覆取汗。

本方去桂，用麻黄（不去节）、杏仁（不去皮、尖）、甘草（生用），名三拗汤，治感冒风寒，咳嗽，鼻塞。

桂枝汤 （风伤卫，解肌）

治太阳中风，阳浮而阴弱，发热头痛，自汗，恶风恶寒，鼻鸣干呕；及阳明病，脉迟，汗出多，微恶寒者，表未解也。可发汗。

桂枝　芍药　生姜（三两）　甘草（二两，炙）　大枣（十二枚）

热服，须臾，啜稀热粥，以助药力，温覆取微似汗，不可令如水淋漓，汗出病差，停后服；服一剂尽，病证犹在者，更作服。

此足太阳药也。仲景以发汗为重，解肌为轻，中风不可大汗，汗过则反动营血，虽有表邪，只可解肌，故以桂枝汤少和之也。经曰：风淫所胜，平以辛凉，佐以苦甘，以甘缓之，以酸收之。桂枝辛甘发散为阳，臣以芍药之酸收，佐以甘草之甘平，不令走泄阴气也；姜辛温能散，枣甘温能和，此不专于发散，又以行脾之津液而和营卫者也。麻黄汤专于发散，故不用姜枣，而津液得通矣。

本方加白术、川芎、羌活、防风、饴糖，名疏邪实表汤，治同。

本方去芍药、生姜，名桂枝甘草汤，治发汗过多，叉手冒心，心下悸欲得按者。

本方加附子，名桂枝加附子汤，治太阳病发汗，遂漏不止，恶风，小便难，四肢微急。

本方去芍药，加附子，名桂枝附子汤，治伤寒八九日，风湿相搏，身体痛烦，不能转侧，不呕不渴，脉浮虚而涩。

本方加芍药、生姜各一两，人参三两，名桂枝新加汤，治伤寒汗后身痛，脉来沉迟。

本方减甘草一半，加芍药一倍，名桂枝加芍药汤，治太阳误下腹痛，属太阴证。

本方加大黄，名桂枝加大黄汤，治表证误下，大实痛者。

本方去桂加茯苓、白术，名桂枝去桂加茯苓白术汤，治服桂枝汤或下之，仍头项强痛，发无汗，心满微痛，小便不利。

本方加厚朴、杏仁，名桂枝加厚朴杏仁汤，治太阳病下之微喘，表未解也。

本方去芍药、生姜，加茯苓，名茯苓桂枝甘草大枣汤，甘澜水煎，治汗后脐下悸，欲作奔豚。

本方合麻黄汤，名桂麻各半汤，治太阳证，如疟状，热多寒少。

本方二分，合麻黄汤一分，名桂枝二麻黄一汤，治太阳病已大汗，形如疟，日再发。

本方二分，合越婢一分，名桂枝二越婢一汤，治太阳病发热恶寒，热多寒少，脉微弱者。此无阳也，不可发汗。

本方倍芍药，加饴糖，名小建中汤；再加黄芪，名黄芪建中汤；除饴糖，名桂枝加黄芪汤，治黄汗发热，两胫自冷，身痛身重，腰上有汗，腰下无汗，小便不利。

小建中加当归，名当归建中汤，治妇人产后，虚羸不足，腹中痛引腰背，小腹拘急。若崩伤不止，加地黄、阿胶。

本方除甘草，加黄芪三两，名桂枝五物汤，治血痹。

本方加栝蒌根，名栝蒌桂枝汤，治太阳证备，身强几几，脉反沉迟，此为痉。

本方加龙骨、牡蛎，名桂枝加龙骨牡蛎汤，治男子失精，女子梦交。

本方加葛根、麻黄，名葛根汤。

大青龙汤 （风寒两解）

治太阳中风，脉浮紧，身疼痛，发热恶寒，不汗出而烦躁。又治伤寒脉浮数，身不痛但重，乍有轻时，无少阴证者。

麻黄（六两）　桂枝　甘草（二两，炙）　杏仁（四十枚，去皮、尖）
石膏（鸡子大块）　生姜（三两）　大枣（十二枚）

先煮麻黄，去沫，内诸药煎，一服汗者，止后服。

此足太阳药也。成氏曰：桂枝主中风，麻黄主伤寒，今风寒两伤，欲以桂枝解肌驱风而不能已其寒，欲以麻黄发汗散寒而不能去其风，仲景所以处青龙而两解也。麻黄甘温，桂枝辛热。寒伤营，以甘缓之；风伤卫，以辛散之。故以麻黄为君，桂枝为臣。甘草甘平，杏仁甘苦，佐麻黄以发表；大枣甘温，生姜辛温，佐桂枝以解肌。营卫阴阳俱伤，则非轻剂所能独解，必须重轻之剂同散之，乃得阴阳之邪俱已，营卫俱和。石膏辛甘微寒，质重而又专达肌表，为使也。

小青龙汤 （行水发汗）

治伤寒表不解，心下有水气，干呕，发热而咳，或噎，或喘，或渴，或利，或小便不利，少腹满，短气不得卧。

麻黄（去节）　桂枝　芍药（酒炒）　细辛　甘草（炙）　干姜（三两）
半夏　五味子（半升）

渴，去半夏，加花粉；喘，去麻黄，加杏仁；形肿，亦去麻黄；噎，去麻黄，加附子；小便秘，去麻黄，加茯苓。

此足太阳药也。表不解，故以麻黄发汗为君，桂枝、甘草佐之解表，为佐。咳喘，肺气逆也，故用芍药酸寒，五味酸温以收之；水停心下则肾燥，细辛、干姜辛温，能润肾而行水；半夏辛温，能收逆气，散水饮，为使也。外发汗，内行水，则表里之邪散矣。

本方加石膏，名小青龙加石膏汤，治肺胀，咳而上气，烦躁而喘，心下有水，脉浮。

葛根汤 （发汗兼解肌）

治太阳病，项背几几，无汗恶风。亦治太阳阳明合病，下利。

葛根（四两）　麻黄　生姜（三两）　桂枝　芍药　甘草（二两，炙）
大枣（十二枚）

此足太阳药也。成氏曰：轻可去实，葛根、麻黄之属是也。此以中风表实，故加二物于桂枝汤中。

本方除麻黄，名桂枝加葛根汤，治前证汗出恶风者。

本方加半夏，名葛根加半夏汤，治太阳阳明合病，不下利，但呕。

本方加黄芩，名葛根解肌汤，治发热恶寒，头痛项强，伤寒温病。

麻黄附子细辛汤 （少阴表证）

治伤寒少阴证，始得之，反发热，脉沉者。

麻黄　细辛（二两）　附子（一枚，炮）

先煮麻黄，去沫，内诸药煎。

此足少阴药也。太阳证发热，脉当浮，今反沉；少阴证脉沉，当无热，今发热，故曰反也。热为邪在表，当汗；脉沉属阴，又当温。故以附子温少阴之经，以麻黄散太阳之寒而发汗，以细辛肾经表药联属其间，是汗剂之重者。

本方去细辛，加甘草，名麻黄附子甘草汤，治少阴病得之二三日，无证者，当微发汗。

升麻葛根汤 （阳明升散）

治阳明伤寒中风，头疼身痛，发热恶寒，无汗口渴，目痛鼻干，不得卧；及阳明发斑，欲出不出，寒暄不时，人多疾疫。

升麻（三钱）　葛根　芍药（二钱）　甘草（一钱，炙）

加姜煎。

如头痛，加川芎、白芷；身痛背强，加羌活、防风；热不退，春加柴胡、黄芩、防风，夏加黄芩、石膏；头面肿，加防风、荆芥、连翘、白芷、川芎、牛蒡、石膏；咽痛，加桔梗；斑出不透，加紫草茸；脉弱，加人参；胃虚食少，加白术；腹痛，倍芍药，和之。

此足阳明药也。阳明多气多血，寒邪伤人，则血气为之壅滞，辛能达表，轻可去实，故以升葛辛轻之品，发散阳明表邪；阳邪盛则阴气虚，故用芍药敛阴和血，又用甘草调其卫气也。升麻、甘草升阳解毒，故又治时疫。斑疹已出者，勿服，恐重虚其表也。伤寒未入阳明者，勿服，恐反引表邪入阳明也。

柴葛解肌汤 （太阳阳明）

治太阳、阳明合病，头目眼眶痛，鼻干不眠，恶寒无汗，脉微洪。

柴胡　葛根　羌活　白芷　黄芩　芍药　桔梗　甘草

加姜枣，石膏一钱，煎服。无汗恶寒甚者，去黄芩。冬月加麻黄，春月少加；夏月加苏叶。

此足太阳、阳明药也。寒邪在经，羌活散太阳之邪，芷葛散阳明之邪，柴胡散少阳之邪；寒将为热，故以黄芩、石膏、桔梗清之，以芍药、甘草和之也。

柴胡升麻汤 （少阳阳明）

治少阳、阳明合病，伤风，壮热恶风，头痛体痛，鼻塞咽干，痰盛咳嗽，唾涕稠黏；及阳气郁遏，元气下陷，时行瘟疫。

柴胡　前胡　黄芩（六钱）　升麻（五钱）　葛根　桑白皮（四钱）荆芥（七钱）　赤芍　石膏（一两）

加姜三片、豉二十粒煎。

此足少阳、阳明药也。阳明而兼少阳，则表里俱不可攻，只宜和解。柴胡平少阳之热，升葛散阳明之邪；前胡消痰下气而解风寒，桑皮泻肺利湿而止痰嗽，荆芥疏风热而清头目，赤芍调营血而散肝邪，黄芩清火于上中二焦，石膏泻热于肺胃之部；加姜豉者，取其辛散而升发也。

九味羌活汤 （解表通剂）

治伤寒伤风，憎寒壮热，头痛身痛，项痛脊强，呕吐口渴，太阳无汗；及感冒四时不正之气，温病热病。

羌活　防风　苍术（钱半）　细辛（五分）　川芎　白芷　生地黄　黄芩　甘草（一钱）

加生姜、葱白煎。

如风证自汗者，去苍术；发汗，加白术、黄芪；胸满，去地黄，加枳壳、桔梗；喘，加杏仁。夏加石膏、知母，汗下兼行加大黄。

此足太阳例药，以代桂枝、麻黄、青龙、各半等汤也。药之辛者属金，于人为义，故能匡正黜邪。羌、防、苍、细、芎、芷皆辛药也。羌活入足太阳，为拨乱反正之主药；苍术入足太阴，辟恶而去湿；白芷入足阳明，治头痛在额；川芎入足厥阴，治头痛在脑；细辛入足少阴，治本经头痛，皆能驱风散寒，行气活血。而又加黄芩入手太阴，以泄气中之热；生地入手太阴，以泄血中之热；防风为风药卒徒，随所引而无不至，治一身尽痛，为使，无汗宜倍用。甘草甘平，用以协和诸药也。药备六经，治通四时，用者当随证加减，不可执一。

十神汤 （感冒时气）

治时气瘟疫，风寒两感，头痛发热，恶寒无汗，咳嗽，鼻塞声重。

麻黄　葛根　升麻　川芎　白芷　紫苏　甘草　陈皮　香附　赤芍药

等分，加姜、葱白煎。

此阳经外感之通剂也。吴鹤皋曰：古人治风寒必分六经见证用药，然亦有发热头痛，恶寒鼻塞而六经之证不甚显者，亦总以疏表利气之药主之，是方也。川芎、麻黄、升麻、干葛、白芷、紫苏、陈皮、香附皆辛香利气之品，故可以解感冒气塞之证；而又加芍药，和阴气于发汗之中；加甘草，和阳气于疏利之队也。

神术散 （伤寒无汗）

治内伤冷饮，外感寒邪而无汗者。亦治刚痉。

苍术（制）　防风（二两）　甘草（一两，炙）

加生姜、葱白煎。如太阳证发热恶寒，脉浮紧者，加羌活；浮紧带洪者，是兼阳明，加黄芩；浮紧带弦数者，是兼少阳，加柴胡。妇人加当归。

此足太阳药也。防风辛温升浮，除风胜湿，为太阳主药；苍术甘温辛烈，散寒发汗，辟恶升阳；加甘草者，发中有缓也。

本方除苍术，加白术二两、姜三片，不用葱，名白术汤，治前证有汗者，亦治柔痉。

［附］

太无神术散

苍术（泔浸）　厚朴（姜汁炒，各一钱）　陈皮（去白，二钱）　甘草（炙）　藿香　石菖蒲（各钱半）

治感山岚瘴气，憎寒壮热，一身尽痛，头面肿大，瘴疟时毒。

《局方》神术散

苍术（二两）　川芎　白芷　羌活　藁本　细辛　炙甘草（一两）

每服四钱，加姜葱煎。

治伤风，头痛无汗，鼻塞声重；及风寒咳嗽，时行泄泻。

许学士神术散

苍术（一斤）　脂麻（五钱，研酱）　枣（五十枚）

取肉捣丸，治水饮结成澼囊。

九制苍术散

茅山苍术

九蒸九晒，为末，治痰饮腹痛。

葱豉汤 （太阳发汗）

治伤寒，初觉头痛，身热，脉洪，便当服此。

葱白（一握）　豉（一升）

煎服，取汗出；如无汗，加葛根三两。

此足太阳药也。葱通阳而发汗，豉升散而发汗。邪初在表，宜先服此以解散之，免用麻黄汤者之多所顾忌，用代麻黄者之多所纷更也。

本方去淡豉，加生姜，名连须葱白汤，治同。

人参败毒散 （感冒时行）

治伤寒头痛，憎寒壮热，项强睛暗，鼻塞声重，风痰咳嗽；及时气疫疠，岚瘴鬼疟，或声如蛙鸣，赤眼口疮，湿毒流注，脚肿腮肿，喉痹毒痢，诸疮斑疹。

人参　羌活　独活　柴胡　前胡　川芎　枳壳　桔梗　茯苓（一两）

甘草（五钱）

每服一两，加姜三片、薄荷少许煎。口干舌燥，加黄芩；脚气，加大黄、苍术；肤痒，加蝉蜕。

此足太阳、少阳、手太阴药也。羌活入太阳而理游风，独活入少阴而理伏风，兼能去湿除痛；柴胡散热升清，协川芎和血平肝，以治头痛目昏；前胡、枳壳降气行痰，协桔梗、茯苓以泄肺热而除湿消肿；甘草和里而发表，人参辅正以匡邪，疏导经络，表散邪滞，故曰败毒。

本方除人参，名败毒散，治同。

有风热，加荆芥、防风，名荆防败毒散，亦治肠风下血清鲜。

本方去人参，加连翘、金银花，名连翘败毒散，治疮毒。

除人参，加黄芩，名败毒加黄芩汤，治温病，不恶风寒而渴。

除人参，加大黄、芒硝，名硝黄败毒散，消热毒壅积。

败毒散合消风散，名消风败毒散，治风毒瘾疹，及风水、皮水在表，宜从汗解者。

本方加陈廪米，名仓廪散，治噤口痢，乃热毒冲心，食入则吐。单陈廪米煎汤，治痢后大渴，饮水不止。

川芎茶调散 （升散风热）

治诸风上攻，正偏头痛，恶风有汗，憎寒壮热，鼻塞痰盛，头晕目眩。

薄荷（八钱）　川芎　荆介（四钱）　羌活　白芷　甘草（炙，一钱）防风（钱半）　细辛（一钱）

每三钱，食后，茶调服。

一方加菊花一钱、僵蚕三分，名菊花茶调散，治头目风热。

此足三阳药也。羌活治太阳头痛，白芷治阳明头痛，川芎治少阳头痛，细辛治少阴头痛，防风为风药卒徒，皆能解表散寒，以风热在上，宜于升散也。头痛必用风药者，以巅顶之上，惟风可到也。薄荷、荆芥并能消风散热，清利头目，故以为君，同诸药上行，以升清阳而散郁火；加甘草者，以缓中也；用茶调者，茶能上清头目也。

再造散 （两感伤寒）

治阳虚不能作汗。

人参　黄芪　桂枝　甘草　附子（炮）　细辛　羌活　防风　川芎煨姜、枣二枚，加炒芍药一撮煎。夏加黄芩、石膏。

此足太阳药也。经曰：阳之汗，以天之雨名之。太阳病，汗之无汗，是邪盛而真阳虚也。故以参、芪、甘草、姜、桂、附子大补其阳，而以羌、防、芎、细辛发其表邪；加芍药者，于阳中敛阴，散中有收也。

卷
上

大羌活汤 （两感伤寒）

治两感伤寒。

羌活　独活　防风　细辛　防己　黄芩　黄连　苍术　白术　甘草（炙，三钱）　知母　川芎　生地黄（一两）

每服五钱，热饮。

此阴阳两解之药也。气薄则发泄，故用羌、独、苍、防、芎、细祛风发表，升散传经之邪；寒能胜热，故用芩、连、知母、生地、防己清热利湿，滋培受伤之阴；又用白术、甘草以固中州而和表里之气。升不至峻，寒不至凝，间能回九死于一生也。

桂枝羌活汤 （太阳疟疾）

治疟疾发在处暑以前，头项痛，脉浮，有汗，恶风。

桂枝　羌活　防风　甘草（等分）

每服五钱，迎其发而服之。或吐，加半夏曲；无汗，桂枝易麻黄，名麻黄防风汤。

此足太阳药也。疟分六经，故仿仲景伤寒例，以防风、羌活散太阳之邪，而以桂枝、麻黄分主有汗、无汗也。

涌吐之剂第三

邪在表宜汗，在上焦宜吐，在中下宜下，此汗、吐、下三法也。若邪在上焦而反下之，则逆其性矣。经曰"其高者因而越之"，又曰"在上者涌之"是也。先贤用此法者最多。今人惟知汗、下，而吐法绝置不用，遇当吐者而不行涌越，使邪气壅结而不散，轻病致重，重病致死者多矣。朱丹溪曰：吐中就有发散之义。张子和曰：诸汗法，古方多用之；惟以吐发汗者，世罕知之，故予常曰"吐法兼汗"，以此夫。

瓜蒂散 （吐实邪）

治卒中痰迷，涎潮壅盛，颠狂烦乱，人事昏沉，五痫痰壅；及火气上冲，喉不得息，食填太阴，欲吐不出；伤寒如桂枝证，头不痛，项不强，寸脉微浮，胸中痞硬，气上冲喉不得息者，胸有寒也，当吐之。亦治诸黄急黄。

甜瓜蒂（炒黄）　赤小豆

共为末，熟水或酸齑水调下，量人虚实服之。吐时须令闭目，紧束肚皮。吐不止者，葱白汤解之；良久不出者，含砂糖一块，即吐。诸亡血虚家、老人、产妇、血虚脉微者，俱不可服。如头额两太阳痛者，令病人噙水一口，以此散一字，吹入鼻中，出黄水，即愈。

此足太阳、阳明药也。胸中痰食与虚烦者不同，越以瓜蒂之苦，涌以赤小豆之酸，吐去上焦有形之物，则木得舒畅，天地交而万物通矣。当吐而胃弱者，改用参芦。

本方除赤豆，名独圣散，治太阳中暍，身重痛，而脉微弱。

本方除赤豆，加防风、藜芦，名三圣散。

本方除赤豆，加郁金、韭汁，鹅翎探吐，亦名三圣散，治中风风痫，痰厥头痛。

本方除赤豆，加全蝎五分，吐风痰。

本方加淡豉，治伤寒烦闷。

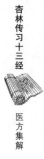

参芦散 （吐虚痰）

治虚弱人痰涎壅盛。

人参芦

为末，水调下一二钱，或加竹沥和服。

此手太阴、足太阳药也。经曰：在上者，因而越之。痰涎上壅，法当涌之，病人虚羸，故以参芦代藜芦、瓜蒂，宣犹带补，不致耗伤元气也。

栀子豉汤 （吐虚烦）

治伤寒吐下后，虚烦不眠，剧者反复颠倒，心下懊憹；及大下后，身热不退，心下结痛，或痰在膈中。

栀子（十四枚）　淡豉（四合）

服令微吐。

此足太阳、阳明药也。烦为热胜，栀子苦寒，色赤入心，故以为君；淡豉苦能发热，腐能胜焦，助栀子以吐虚烦，故以为臣，酸苦涌泄为阴也。此吐无形之虚烦，若膈有实邪，当用瓜蒂散。

本方加甘草，名栀子甘草豉汤，治前证兼少气者。

本方加生姜，名栀子生姜豉汤，治前证兼呕者。

本方除淡豉，加干姜，名栀子干姜汤，治伤寒误下，身热不去，微烦者。

本方除淡豉，加厚朴、枳实，名栀子厚朴汤，治伤寒下后，心烦腹满。

本方加大黄、枳实，名栀子大黄汤，治酒疸发黄，心中懊憹，或热痛。亦治伤寒食复。

本方加枳实，名枳实栀子豉汤，治伤寒劳复。

本方加薤白，名豉薤汤，治伤寒下利，如烂肉汁，赤滞下，伏气腹痛，诸热证。

本方加犀角、大青，名犀角大青汤，治斑毒热甚头痛。

稀涎散 （中风吐痰）

治中风暴仆，痰涎壅盛，气闭不通。先开其关，令微吐稀涎，续进他药。亦治喉痹，不能进食。

皂角（四挺，去皮、弦，炙） 白矾（一两）

为末，温水调下五分。或加藜芦。

此足太阴、厥阴药也。吴鹤皋曰：清阳在上，浊阴在下，天冠地履，无暴仆也。若浊邪逆上，则清阳失位而倒置矣，故令人暴仆。所以痰涎壅塞者，风盛气涌使然也。经曰：病发于不足，标而本之，先治其标，后治其本。故不与疏风补虚，而先吐其痰涎。白矾酸苦能涌泄，咸能软顽痰，故以为君；皂角辛能通窍，咸能去垢，专制风木，故以为使，固夺门之兵也。师曰：凡吐中风之痰，使咽喉疏通，能进汤药便止。若尽攻其痰，则无液以养筋，令人挛急偏枯，此其禁也。

张子和加藜芦、常山、甘草，名常山散，吐疟痰。

本方加雄黄、藜芦，名如圣散，为末，搐鼻，治缠喉急痹，牙关紧闭。

干霍乱吐方 （霍乱）

治干霍乱，欲吐不得吐，欲泻不得泻，腹中大痛者。

烧盐 热童便

三饮而三吐之。

此足太阴、阳明药也。吐泻不得，邪结中焦，咸能软坚，可破顽痰宿食；炒之则苦，故能涌吐。童便本人身下降之气，引火下行，乃归旧路；味又咸寒，故降火甚速。盐涌于上，溺泄于下，则中通矣。方极简易，而有回生之功，不可忽视。

本方单用烧盐，熟水调饮，以指探吐，名烧盐探吐法，治伤食，痛连胸膈，痞闷不通，手足逆冷，尺脉全无。

《千金》用此法，三饮三吐，通治霍乱蛊毒，宿食腹痛，冷气鬼气，且曰"此法大胜用药，凡有此疾，宜先用之"。

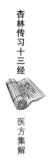

攻里之剂第四

邪在表宜汗，邪入里宜下。人之一身，元气周流，不能容纤芥之邪，稍有滞碍，则壅塞经络，隔遏阴阳，而为病矣。或寒或热，或气或血，或痰或食，为证不一。轻则消而导之，重必攻而下之，使垢瘀尽去，而后正气可复。譬之寇盗不剿，境内终不得安平也。然攻下之剂，须适事为宜，如邪盛而剂轻，则邪不服；邪轻而剂重，则伤元气，不可不审也。其攻而不峻者，别见消导门。

大承气汤 （胃腑大实满）

治伤寒阳明腑证，阳邪入里，胃实不大便，发热谵语，自汗出，不恶寒，痞、满、燥、实、坚全见；杂病三焦大热，脉沉实者。亦治阳明刚痉。

大黄 （四两，酒洗。王海藏曰：邪气居高，非酒不到。大黄若用生者，则遗高分之邪热，病愈后，变生目赤、喉痹、头肿，膈上热疾也） 芒硝 （三合） 厚朴 （半斤） 枳实 （五枚）

先煎朴、实将熟，内大黄，煮二三沸，倾碗内，和芒硝服，得利则止。

此正阳阳明药也。热淫于内，治以咸寒，气坚者以咸软之，热盛者以寒消之，故用芒硝之咸寒，以润燥软坚；大黄之苦寒，以泻热去瘀，下燥结，泄胃强；枳实、厚朴之苦降，泻痞满、实满，经所谓"土郁夺之"也。然非大实大满，不可轻投，恐有寒中结胸痞气之变。

本方加甘草，等分，名三一承气汤，治大承气证腹满实痛，调胃证谵语下利，小承气证内热不便，一切伤寒杂病，蓄热内甚，燥实坚胀。

本方加柴胡、黄芩、甘草，入铁锈水三匙，坠热开结，名六一顺气汤，治潮热自汗，发渴，谵语狂妄，斑黄，腹满便实，正阳明腑病。

本方加人参、甘草、当归、桔梗，姜枣煎，名黄龙汤，治热邪传里，胃有燥屎，心下硬痛，身热口渴，谵语，下利纯清水。

本方去芒硝，加麻仁、杏仁、芍药，蜜丸，名麻仁丸，仲景治趺阳脉浮而涩，浮则胃气强，涩则小便数，浮涩相搏，大便则难，其脾为约。

小承气汤 （胃腑实满）

治伤寒阳明证，谵语便硬，潮热而喘；及杂病上焦痞满不通。

大黄（四两）　厚朴（二两，姜炒）　枳实（三枚，麸炒）

此少阳阳明药也。邪在上焦则满，在中焦则胀，胃实则潮热，阳邪乘心则狂，故谵语，胃热干肺则喘。故以枳、朴去上焦之痞满，以大黄去胃中之实热；此痞、满、燥、实、坚未全者，故除芒硝，欲其无伤下焦真阴也。

《金匮》用本方治支饮胸满，更名厚朴大黄汤。

本方加羌活，名三化汤，治中风邪气作实，二便不通。

调胃承气汤 （胃实缓攻）

治伤寒阳明证，不恶寒，反恶热，口渴便秘，谵语腹满，中焦燥实；及伤寒吐后，腹胀满者；阳明病，不吐不下而心烦者。亦治渴证中消，善食而溲。

大黄（酒浸）　芒硝（一两）　甘草（炙，五钱）

少少温服。

此足太阳、阳明药也。大黄苦寒，除热荡实；芒硝咸寒，润燥软坚；二物下行甚速，故用甘草甘平以缓之，不致伤胃，故曰调胃承气。去枳、朴者，不欲其犯上焦气分也。

本方加当归，姜枣煎，名当归承气汤，治里热火郁，或皮肤枯燥，或咽燥鼻干，或便溺秘结，或瘀血发狂。

本方除芒硝，名大黄甘草汤，《金匮》用治食已即吐，《外台》用治吐水。

本方用大黄二两半，芒硝、甘草各二两，又名破棺丹，治多汗大渴，便闭谵语，阳结之证，及诸疮肿热。

桃仁承气汤 （蓄血）

（见血门）

大陷胸汤 （结胸）

治伤寒下之早，表邪入里，心下满而硬痛；或重汗而复下之，不大便五六日，舌上燥渴，日晡潮热，从心至小腹硬满，痛不可近；或无大热，但头微汗出，脉沉，为水结胸。

大黄（二两）　芒硝（一升）　甘遂（一钱）

为末，先煮大黄，去渣，内芒硝，煮一二沸，内甘遂末，温服。

此足太阳药也。表邪入里，结于高位，以致三焦俱实，手不可近，证为危急，非常药所能平，故以甘遂苦寒行水直达为君，芒硝咸寒软坚为臣，大黄苦寒荡涤为使，三药至峻，而有起死之功。

小陷胸汤 （小结胸）

治伤寒误下，小结胸正在心下，按之则痛，脉浮滑者，及痰热塞胸。

黄连（一两）　半夏（半升）　栝蒌（大者一枚）

此足少阳药也。黄连性苦寒以泄热，栝楼性寒润以涤垢，半夏性辛温以散结。结胸多由痰热结聚，故用三物以除痰去热也。

大陷胸丸 （结胸）

治伤寒结胸，项强如柔痉状。

大黄（八两）　芒硝　葶苈（炒）　杏仁（去皮、尖，各半升）

合研，取如弹丸一枚，别捣甘遂末一钱，白蜜三合，煮服。

此足太阳、阳明药也。大黄之苦寒以泄热，芒硝之咸寒以软坚，杏仁之苦甘以降气，葶苈、甘遂取其行水而直达，白蜜取其润滑而甘缓。

十枣汤 （伏饮积痰）

治太阳中风，下利，呕逆，表解者，乃可攻之；其人漐漐汗出，头痛，心下痞硬，引胁下痛，干呕，短气，汗出，不恶寒，表解而里未和，邪热内蓄，有伏饮者。

芫花（炒黑）　甘遂　大戟（等分）　大枣（十枚）

先煮枣，去渣，内前药末，强人服一钱，虚人五分。或枣肉为丸。病不除者，再服，得快下后，糜粥自养。

此足太阳药也。芫花、大戟之辛苦以逐水饮；甘遂苦寒，能直达水气所结之处，以攻决为用；三药过峻，故用大枣之甘以缓之，益土所以胜水，使邪从二便而出也。

本方除大枣，加大黄、黑丑、轻粉，水丸，名三花神佑丸，治壮实人风痰郁热，肢体麻痹，走注疼痛，湿热肿满，气血壅滞，不得宣通，及积痰翻胃。服二丸后，转加痛闷，此痰涎壅塞，顿攻不开，再加二丸，快利则止。

本方各五钱，加黄柏（三两，酒炒）、大黄（煨，一两半），粥丸，名小胃丹，治胸膈肠胃热痰、湿痰。

三物备急丸 （伤食急痛）

治食停肠胃，冷热不调，腹胀气急，痛满欲死；及中恶客忤，卒暴诸病。

巴豆霜　大黄　干姜

等分，蜜丸，小豆大，每服二三丸。中恶口噤者，折齿灌之。崔氏，干姜易桂枝，名备急散。

此手足阳明药也。大黄苦寒以下热结，巴霜辛热以下寒结，加干姜辛散以宣通之。三药峻厉，非急莫施，故曰备急。

硇砂丸 （一切积聚）

治一切积聚痰饮，心胁引痛。

硇砂　巴豆（去油）　　三棱　干姜　白芷（五钱）　　木香　青皮　胡椒（二钱半）　　大黄　干漆（炒，一两）　　槟榔　肉豆蔻（一个）

为末，酽醋二升，煮巴豆五七沸，再下三棱、大黄末，同煎五七沸，入硇砂，熬成膏，和诸药，杵丸，绿豆大，每五丸，姜汤下。

此治肉积、气积、血积通剂也。硇砂化肉食，干漆散瘀血，木香、青皮行滞气，三棱破血而行气，肉蔻暖胃而和中，白芷散风而治湿，干姜、胡椒除沉寒锢冷，大黄、巴豆能斩关夺门。方内多辛热有毒之品，用之以破冷攻坚；惟大黄苦寒，假之以荡热去实，盖积聚既深，攻治不得不峻；用醋者，酸以收之也。

木香槟榔丸　（积滞泻痢）

治胸腹积滞，痞满结痛，二便不通；或泻泄下利，里急后重，食疟实积。

木香　槟榔　青皮（醋炒）　　陈皮（去白）　　枳壳（炒）　　黄柏（酒炒）　黄连（茱萸汤炒）　　三棱（醋煮）　　莪术（醋煮，五钱）　　大黄（酒浸，一两）香附　黑牵牛（二两）

芒硝水丸，量人虚实服。一方加当归，酒洗。

此手足阳明药也。湿热在三焦气分，木香、香附行气之药，能通三焦，解六郁；陈皮理上焦肺气，青皮平下焦肝气，枳壳宽肠而利气，而黑丑、槟榔又下气之最速者也，气行则无痞满后重之患矣；疟痢由于湿热郁积，气血不和，黄柏、黄连燥湿清热之药，三棱能破血中气滞，莪术能破气中血滞，大黄、芒硝血分之药，能除血中伏热，通行积滞，并为摧坚化痞之峻品，湿热积滞去，则二便调而三焦通泰矣。盖宿垢不净，清阳终不得升，故必假此以推荡之，亦通因通用之意。然非实积，不可轻投。加当归者，润燥以和其血也。

枳实导滞丸　（伤食）

治伤湿热之物，不得施化，痞闷不安，腹内硬痛，积滞泄泻。

大黄（一两）　枳实（麸炒）　　黄芩（酒炒）　　黄连（酒炒）　　神曲（炒，五钱）　　白术（土炒）　　茯苓（三钱）　　泽泻（二钱）

蒸饼为丸，多寡量服。

此足太阴、阳明药也。饮食伤滞，作痛成积，非有以推荡之则不行，积滞不尽，病终不除，故以大黄、枳实攻而下之，而痛泻反止，经所谓通因通用也；伤由湿热，黄芩、黄连佐之以清热，茯苓、泽泻佐之以利湿；积由酒食，神曲蒸窨之物，化食解酒，因其同类，温而消之；芩、连、大黄苦寒太甚，恐其伤胃，故又以白术之甘温，补土而固中也。

倒仓法 （陈垢积滞）

黄牡牛肉（肥嫩者二三十斤）

切碎，洗净，用长流水，桑柴火煮糜烂，滤去渣，取净汁，再入锅中，文武火熬至琥珀色，则成矣。择一静室，明快不通风者，令病人先一夜不食，坐其中，每饮一钟，少时又饮，积数十钟，病在上者必吐，病在下者必利，病在中者吐而且利，视所出物可尽，病根乃止。吐利后必渴，不得与汤，其小便必长，取以饮之，名轮回酒，非惟止渴，兼涤余垢。行后倦卧觉饥，先与米饮，次与稀粥，三日后方与浓粥、软饭、菜羹，调养半月一月，精神焕发，沉疴悉痊矣。须戒色欲半年一年，戒牛肉数年。

［附］

霞天膏

即照前法，每肉十二斤，可熬膏一斤，瓷罐盛之。夏月水浸，可留三日；寒天久留生霉，用重汤煮。入煎剂，调服；入丸剂，每三分加曲一分，煮糊，或同蜜炼。

此足太阴、手足阳明药也。朱丹溪曰：牛，坤土也；黄，土之色也；以顺为德而法健为功者，牡之用也。肉，胃之药也；液，无形之物也。积聚久则形质成，依附肠胃回薄曲折之处，以为窠臼，岂铢两之丸散所能窥其藩蓠乎？肉液充满流行，无处不到，如洪水泛涨，浮楂陈朽皆顺流而下，不得停留，凡属滞碍，一洗而空，泽枯润槁，补虚益损，宁无精神焕发之乐乎？其方传于西域异人，中年后行一二次，亦却疾养寿之一助也。

蜜煎导法 （通大便）

治阳明证，自汗，小便利，大便秘者。

蜂蜜

用铜器，微火熬，频搅，勿令焦，候凝如饴，捻作梃子，头锐如指，糁皂角末少许，乘热纳谷道中，用手抱住，欲大便时去之。

此手阳明药也。蜜能润肠，热能行气，皂能通窍。经曰：表解无证者，胃虽实，忌攻。故外导而通之，不欲以苦寒伤胃也。

猪胆导法 （通大便）

治证同前。

猪胆（一枚）

取汁，入醋少许，用竹筒长三四寸，以一半纳谷道中，将胆汁灌入肛中，顷当大便。

此手阳明药也。便秘者属燥属热，自汗者为亡津液，当小便不利，今反利，是热犹未实，故不可攻。猪胆汁寒胜热，滑润燥，苦能降，醋酸善入，故能引入大肠通之也。

表里之剂第五

病在表者，宜汗宜散；病在里者，宜攻宜清；至于表证未除，里证又急者，仲景复立大柴胡、葛根、黄芩等法，合表里而兼治之。后人师其意，则有防风通圣、参苏、五积诸剂。故采数方以概其余，善用者审证而消息之可也。

大柴胡汤 （少阳阳明，解表攻里）

治伤寒发热，汗出不解，阳邪入里，热结在里，心下痞硬，呕而下利，或往来寒热，烦渴谵语，腹满便秘，表证未除，里证又急，脉洪或沉实弦数者。

柴胡（八两）　半夏（半升）　黄芩　芍药（三两）　生姜（五两）　大枣（十二枚，擘）　枳实（四枚）　大黄（二两，酒浸）

此足少阳、阳明药也。表证未除，故用柴胡以解表；里证燥实，故用大黄、枳实以攻里；芍药安脾敛阴；黄芩退热解渴；半夏和胃止呕；姜辛散而枣甘缓，以调营卫而行津液。此表里交治，下剂之缓者也。

柴胡加芒硝汤 （少阳阳明，解表攻里）

治伤寒十三日不解，胸胁满而呕，日晡潮热，已而微利。此本柴胡证，知医以丸药下之，非其治也。潮热者，实也，先以小柴胡汤以解外，后以加芒硝汤主之。

小柴胡汤加芒硝六两

此少阳、阳明药也。表证误下，邪热乘虚入胃，以致下利而满呕，潮热之证犹在，故仍与柴胡汤以解少阳；加芒硝以荡胃热，亦与大柴胡两解同意。

桂枝加大黄汤 （太阳太阴，解表攻里）

治太阳误下，转属太阴，腹满大实痛者。

桂枝汤加大黄一两、芍药三两

此足太阳、太阴药也。误下而作结胸，则邪在上，仍属太阳；今腹满而大实痛，则邪已入太阴。经曰：诸痛为实，痛随利减。故用桂枝以解未尽之表邪，加大黄以下内陷之邪热。

水解散 （温疫，表里两解）

治天行一二日，头痛壮热。

麻黄（四两） 桂心 甘草（炙） 白芍（二两） 大黄 黄芩（三两）

此足太阳、阳明药也。麻黄能开腠发汗，桂心能引血化汗，黄芩以清上中之热，大黄以泻中下之热，甘草、白芍能调胃而和中。盖天行温疫，郁热自内达外，与伤寒由表传里者不同，故虽一二日之浅，可以汗下兼行，不必同于伤寒之治法也。

防风通圣散 （表里俱实）

治一切风寒暑湿，饥饱劳役，内外诸邪所伤，气血怫郁，表里三焦俱实，憎寒壮热，头目昏运，目赤睛痛，耳鸣鼻塞，口苦舌干，咽喉不利，唾涕稠黏，咳嗽上气，大便秘结，小便赤涩，疮疡肿毒，折跌损伤，瘀血便血，肠风痔瘘，手足瘛疭，惊狂谵妄，丹斑瘾疹。

防风 荆芥 连翘 麻黄 薄荷 川芎 当归 白芍（炒） 白术 山栀（炒黑） 大黄（酒蒸） 芒硝（五钱） 黄芩 石膏 桔梗（一两） 甘草（二两） 滑石（三两）

加生姜、葱白煎。

自利，去硝、黄；自汗，去麻黄，加桂枝；涎嗽，加姜制半夏。

此足太阳、阳明表里血气药也。防风、荆芥、薄荷、麻黄轻浮升散，解表散寒，使风热从汗出而散之于上；大黄、芒硝破结通幽，栀子、滑石降火利水，使风热从便出而泄之于下；风淫于内，肺胃受邪，桔梗、石膏清肺泻胃；风之为患，肝木受之，川芎、归芍和血补肝；黄芩清中上之火，连翘散气聚血凝，甘草缓峻而和中，白术健脾而燥湿，上下分消，表里交治，而能散泻之中犹寓温养之意，所以汗不伤表，下不伤里也。

本方再加人参补气，熟地益血，黄柏、黄连除热，羌活、独活、天麻、细辛、全蝎祛风，蜜丸，弹子大，每服一丸，茶、酒任下，名祛风至宝丹。

本方除大黄、芒硝，名双解散。

葛根黄连黄芩汤 （太阳阳明，解表清里）

治太阳病，桂枝证，医反下之，利遂不止，脉促者，表未解也。喘而汗出者，此汤主之。

葛根（半斤） 甘草（炙） 黄芩（二两） 黄连（二两）

先煮葛根，内诸药煎。或加姜枣。

此足太阳、阳明药也。表证尚在，医反误下，邪入阳明之腑，其汗外越，气上奔则喘，下陷则利，故舍桂枝而用葛根，专治阳明之表；加芩连以清里热，甘草以调胃气，不治利而利自止，不治喘而喘自止矣。又太阳表里两解之变法也。

三黄石膏汤 （发表清里）

治伤寒温毒，表里俱热，狂叫欲走，烦躁大渴，面赤鼻干，两目如火，身形拘急，而不得汗；或已经汗下，过经不解，三焦大热，谵狂鼻衄，身目俱黄，六脉洪数；及阳毒发斑。

石膏（两半） 黄芩 黄连 黄柏（七钱） 栀子（三十个） 麻黄 淡豉（二合）

每服一两，姜三片、枣二枚、细茶一撮煎，热服。

此足太阳、手少阳药也。表里之邪俱盛，欲治内则表未除，欲发表则里又急，故以黄芩泻上焦之火，黄连泻中焦之火，黄柏泻下焦之火，栀子通泻三焦之火；而以麻黄、淡豉发散表邪；石膏体重，泻胃火，能解肌，亦表里分消之药也。

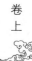

五积散 （发表温里）

治少阴伤寒，及外感风寒，内伤生冷，身热无汗，头痛身痛，项背拘急，胸满恶食，呕吐腹痛，寒热往来；脚气肿痛；冷秘寒疝；寒疟，恶寒无汗；妇人经水不调。

白芷　陈皮　厚朴（六分）　　当归　川芎　芍药　茯苓　桔梗（八分）苍术　枳壳（七分）　　半夏　麻黄（四分）　　干姜　肉桂（重表者用桂枝）甘草（三分）

加姜、葱煎。

又法，除桂、芷、枳壳、陈皮，余药慢火炒，摊冷，入桂、芷同煎，名熟料五积散。有汗，去苍术、麻黄；气虚，去枳、桔，加人参、白术；腹痛挟气，加吴茱萸；胃寒，加煨姜；阴证伤寒，肢冷虚汗，加附子；妇人调经，加醋艾。

此阴阳表里通用之剂也。麻黄、桂枝所以解表散寒，甘草、芍药所以和中止痛，苍术、厚朴平胃土而散满，陈皮、半夏行逆气而除痰，芎、归、姜、芷入血分而祛寒湿，枳壳、桔梗利胸膈而清寒热，茯苓泻热利水，宁心益脾，所以为解表、温中、除湿之剂，去痰、消痞、调经之方也。一方统治多病，惟活法者变而通之。

本方合人参败毒散，名五积交加散，治寒湿，身体重痛，腰脚酸疼。

麻黄白术汤 （解表，清里，补中）

治大便不通，小便赤涩，身面俱肿，色黄，麻木，身重如山，喘促无力，吐痰唾沫，发热时躁，躁已振寒，项额如冰，目中溜火，鼻不闻香，脐有动气，小腹急痛。

青皮　陈皮　黄连（酒炒）　黄柏（酒炒）　　甘草（炙）　升麻（二分）柴胡　桂枝　人参　黄芪　苍术（泔浸）　　白术（土炒）　厚朴　猪苓（三分）　茯苓　泽泻　吴茱萸（四分）　　白豆蔻　炒曲（五分）　麻黄（不去节，六分）　杏仁（四粒，研）

分二服。

此足三阳三阴通治之剂也。前证盖因表里俱伤，阳气抑不得升，故风火湿热郁而为病也。桂枝、麻黄解表祛风，升麻、柴胡升阳散火，黄连、黄柏燥湿清热，而黄柏又能补肾滋阴，蔻、朴、青、陈利气散满，而青、柴又能平肝，蔻、朴又能温胃，杏仁利肺下气，神曲化滞调中，吴萸暖肾温肝，参、芪、甘草、苍白二术补脾益气，二苓、泽泻通利小便，使湿去而热亦行。方内未尝有通大便之药，盖清阳升则浊阴自降矣。

参苏饮 （外感内伤）

治外感内伤，发热头痛，呕逆咳嗽，痰塞中焦，眩运嘈烦，伤风泄泻；及伤寒已汗，发热不止。

人参　紫苏　干葛　前胡　半夏（姜汁炒）　茯苓（七钱半）　陈皮（去白）　甘草　枳壳（麸炒）　桔梗　木香（二钱）

每五钱，加姜枣煎。外感多者，去枣，加葱白；肺中有火，去人参，加杏仁、桑白皮泻肺；泄泻，加白术、扁豆、莲肉（炒）。

此手足太阴药也。风寒宜解表，故用苏、葛、前胡；劳伤宜补中，故用参、苓、甘草；橘、半除痰止呕，枳、桔利膈宽肠，木香行气破滞，使内外俱和则邪散矣。

本方去人参、前胡，加川芎、柴胡，姜枣煎，名芎苏饮，治伤风寒，外有发热、头痛、恶寒，内有咳嗽、吐痰、气涌。

香苏饮 （外感内伤）

治四时感冒，头痛发热，或兼内伤，胸膈满闷，嗳气恶食。

香附（炒）　紫苏（二钱）　陈皮（去白，一钱）　甘草（七分）

加姜、葱煎。伤食，加消导药；咳嗽，加杏仁、桑皮；有痰，加半夏；头痛，加川芎、白芷；伤风自汗，加桂枝；伤寒无汗，加麻黄、干姜；伤风鼻塞，头昏，加羌活、荆芥；心中卒痛，加延胡索、酒一杯。

此手太阴药也。紫苏疏表气而散外寒，香附行里气而消内壅，橘红能兼行表里以佐之。

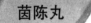
茵陈丸 （汗吐下兼行）

治时气、瘴气、黄病、疟疾、赤白痢等证。

茵陈　栀子　鳖甲（炙）　　芒硝（二两）　　大黄（五两）　　常山　杏仁（炒，三两）　　巴豆（一两，去心、皮，炒）　　豉（五合）

蜜丸，梧子大，每服一丸，或吐，或利，或汗；如不应，再服一丸；不应，则以热汤投之。老幼以意加减。

此足太阳、太阴、阳明、厥阴药也。栀子、淡豉，栀豉汤也，合常山可以涌吐，合杏仁可以解肌；大黄、芒硝，承气汤也，可以荡热去实，合茵陈可以利湿退黄（三药，名茵陈汤，治黄正药），加巴豆大热以祛脏腑积寒，加鳖甲滋阴以退血分寒热。此方备汗、吐、下三法，故能统治诸病，居平当预合之，以备缓急。虽云劫剂，实佳方也。

和解之剂第六

邪在表宜汗，在上宜吐，在里宜下；若在半表半里，则从中治，宜和解，故仲景于少阳证而以汗、吐、下三者为戒也。昔贤云：或热病脉躁盛而不得汗者，阳脉之极也，死；然有当和解之证，汗之不得汗，和解之力到，汗自出而解，慎勿错认作死证也。由是观之，和解之剂，用以分理阴阳，调和营卫，顾不重欤？

小柴胡汤 （半表半里）

治伤寒中风少阳证，往来寒热，胸胁痞满，默默不欲食，心烦喜呕，或腹中痛，或胁下痛，或渴，或咳，或利，或悸，小便不利，口苦耳聋，脉弦；或汗后余热不解；及春月时嗽，疟发寒热，妇人伤寒，热入血室。亦治伤寒五六日，头汗出，微恶寒，手足冷，心下满，不欲食，大便硬，脉细者，为阳微结。

柴胡（八两） 半夏（半升） 人参 甘草 黄芩 生姜（三两） 大枣（十二枚）

呕逆，加生姜、陈皮；烦而不呕，去半夏、人参，加栝蒌；渴者，去半夏，加花粉；若不渴，外有微热，去人参，加桂枝，覆取微汗；咳嗽，去参、枣、生姜，加五味子、干姜；虚烦，加竹叶、粳米；齿燥无津，加石膏；痰多，加栝蒌、贝母；腹痛，去黄芩，加芍药；胁下痞硬，去大枣，加牡蛎；胁下痛，加青皮、芍药；心下悸、小便不利，去黄芩，加茯苓；本经头痛，加川芎；发黄，加茵陈。

此足少阳药也。胆为清净之府，无出无入，其经在半表半里，不可汗吐下，法宜和解。邪入本经，乃由表而将至里，当彻热发表，迎而夺之，勿令传太阴。柴胡味苦微寒，少阳主药，以升阳达表，为君；黄芩苦寒，以养阴退热，为臣；半夏辛温，能健脾和胃，以散逆气而止呕；人参、甘草以补正气而和中，使邪不得复传入里，为佐；邪在半表半里，则营卫争，故用姜枣之辛甘以和营卫，为使也。

本方以前胡代柴胡，名小前胡汤，治同。

本方加陈皮、芍药，名柴胡双解散，治同。

本方加芒硝，名柴胡加芒硝汤。

本方加桂枝，名柴胡加桂枝汤，治伤寒六七日，发热微恶寒，支节烦痛，微呕，心下支结，外证未去者。

本方除黄芩、甘草，加桂枝、茯苓、龙骨、牡蛎、铅丹、大黄，名柴胡加龙骨牡蛎汤，治伤寒八九日下之，腹满烦惊，小便不利，谵语，身重不可转侧。

本方去半夏、人参、姜、枣，加桂枝、干姜、花粉、牡蛎，名柴胡桂枝干姜汤，治伤寒汗下后，胸胁满，微结，小便不利，渴而不呕，但头汗出，往来寒热，心烦者；亦治疟发寒多热少，或但寒不热。

本方去半夏，加花粉，名柴胡去半夏加栝蒌根汤，治往来寒热而渴，及劳疟。

本方去柴胡、黄芩，加厚朴，名厚朴生姜半夏甘草人参汤，治发汗后腹胀满者。

本方除半夏，加当归、白芍、大黄，名柴胡饮子，治肌热、蒸热、积热，汗后余热，脉洪实弦数；亦治疟疾。

本方加羌活、防风，名柴胡羌活汤，治温疫少阳证。

本方加桔梗，名柴胡桔梗汤，治春嗽。

本方合平胃散，名柴平汤，治湿疟，身痛身重。

本方加青黛，姜汁糊丸，名清镇丸，治呕吐，脉弦，头痛，及热嗽。

本方一分，加四物二分，名柴胡四物汤，治妇人日久虚劳，微有寒热。

本方与四物各半，名调经汤。

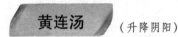

黄连汤 （升降阴阳）

治伤寒，胸中有热而欲呕，胃中有寒而腹痛。

黄连（炒）　干姜（炒）　桂枝　甘草（三两）　人参（二两）　半夏（半升）　大枣（十二枚）

此足阳明药也。黄连苦寒泄热以降阳，姜、桂辛温除寒以升阴，人参助正祛邪，半夏和胃止呕，甘草、大枣调中止痛。上中二焦寒热交战，以此和解之。

黄芩汤 （太阳少阳两解）

治太阳、少阳合病，自下利者。

黄芩（三两）　芍药　甘草（二两）　大枣（十二枚）

此足太阳、少阳药也。成氏曰：虚而不实者，苦以坚之，酸以收之，黄芩、芍药之苦酸，以坚敛肠胃之气；弱而不足者，甘以补之，甘草、大枣之甘，以补肠胃之弱。

本方加半夏（半升）、生姜（三两），名黄芩加半夏生姜汤，治前证兼呕者。

本方除大枣，名黄芩芍药汤，治火升鼻衄及热痢。

［附］

《外台》黄芩汤

黄芩　人参　干姜（三两）　桂枝（一两）　半夏（半斤）　大枣（十二枚）

治干呕下痢。

芍药甘草汤 （腹痛）

治腹中不和而痛。仲景用治误表发厥，脚挛吐逆，与干姜甘草汤，以复其阳；厥愈足温者，更作此汤，以和其阴，其脚即伸。

白芍药　甘草（炙，各四两）

脉缓，伤水，加桂枝、生姜；脉洪，伤金，加黄芩、大枣；脉涩，伤血，加当归；脉弦，伤气，加芍药；脉迟，伤寒，加干姜。

此足太阳、阳明药也。气血不和故腹痛，白芍酸收而苦泄，能行营气；炙草温散而甘缓，能和逆气；又，痛为木盛克土，白芍能泻肝，甘草能缓肝和脾也。

本方去芍药，加干姜（一两，炮），名甘草干姜汤，《金匮》用此治肺痿肺冷，吐涎沫，小便数。

本方加附子，名芍药甘草附子汤。

本方加黄芩，名黄芩芍药汤，治热痢，腹痛后重，脓血稠黏；及鼻衄不止，脉洪数。

本方加白术，名白术芍药汤，治脾湿水泻，身重困弱。

栝蒌薤白白酒汤 （胸痹）

治胸痹喘息，咳唾，胸背痛，短气。

栝蒌（一枚）　薤白（三两）　白酒（四斤）

此上焦膻中药也。喻嘉言曰：胸中阳气，如离照当空，旷然无外，设地气一上，则室塞有加。故知胸痹者，阴气上逆之候也。仲景微则用薤白、白酒以益其阳，甚则用附子、干姜以消其阴。世医不知胸痹为何病，习用豆蔻、木香、木香、诃子、三棱、神曲、麦芽等药，坐耗其胸中之阳，亦相悬矣。

本方加半夏，名栝蒌薤白半夏汤，治胸痹不得卧，心痛彻背。

本方除白酒，加枳实、厚朴、桂枝，名枳实薤白桂枝汤，治胸痹气结在胸，胸满，胁下逆抢心。

温胆汤 （不眠）

治胆虚痰热不眠，虚烦惊悸，口苦呕涎。

陈皮（去白）　半夏（姜制）　茯苓（或用茯神）　甘草　枳实（麸炒）
竹茹

加姜煎。或加枣。《局方》无茯苓。如心虚，加人参、枣仁；心内烦热，加黄连、麦冬；口燥舌干，去半夏，加麦冬、五味、花粉；表热未清，加柴胡；内虚，大便自利，去枳实，加白术；内实，心烦，加黑栀子。

此足少阳、阳明药也。橘、半、生姜之辛温，以之导痰止呕，即以之温胆；枳实破滞，茯苓渗湿，甘草和中；竹茹开胃土之郁，清肺金之燥，凉肺金即所以平甲木也。如是，则不寒不燥，而胆常温矣。经曰：胃不和则卧不安。又曰：阳气满，不得入于阴，阴气虚，故目不得瞑。半夏能和胃而通阴阳，故《内经》用治不眠；二陈非特温胆，亦以和胃也。

本方加人参、远志、枣仁、熟地，名十味温胆汤，治梦遗惊惕。

逍遥散 （退热调经）

治血虚肝燥，骨蒸劳热，咳嗽潮热，往来寒热，口干便涩，月经不调。

柴胡　当归（酒拌）　白芍（酒炒）　白术（土炒）　茯苓（一钱）
甘草（炙，五分）

加煨姜、薄荷煎。

此足太阳、厥阴药也。肝虚则血病，当归、芍药养血而敛阴；木盛则土衰，甘草、白术和中而补土；柴胡升阳散热，合芍药以平肝，而使木得条达；茯苓清热利湿，助甘、术以益土，而令心气安宁；生姜暖胃祛痰，调中解郁；薄荷搜肝泻肺，理血消风。疏逆和中，诸证自已，所以有逍遥之名。

本方加丹皮、栀子，名八味逍遥散，治怒气伤肝，血少目暗。

六和汤 （调和六气）

治夏月饮食不调，内伤生冷，外伤暑气，寒热交作，霍乱吐泻；及伏暑烦闷，倦怠嗜卧，口渴便赤，中酒等证。

砂仁　藿香　厚朴　杏仁　半夏　扁豆　木瓜　人参　白术　赤茯苓
甘草

加姜枣煎。伤暑加香薷，伤冷加紫苏。一方无白术。一方有苍术。

此足太阴、阳明药也。藿香、砂仁、杏仁、厚朴香能舒脾，辛能行气，而砂仁、厚朴兼能化食；木瓜酸能平肝舒筋；扁豆、赤茯苓淡能渗湿清热，而扁豆又能散暑和脾；半夏辛温散逆而止呕，参术甘温补正以匡邪，甘草补中协和诸药，姜枣发散而调荣卫，皆所以和之也。或加香薷者，用以祛暑；加紫苏者，用以发表散寒也。

藿香正气散 （外感内伤）

治外感风寒，内伤饮食，憎寒壮热，头痛呕逆，胸膈满闷，咳嗽气喘；及伤冷伤湿，疟疾中暑，霍乱吐泻。凡感岚瘴不正之气者，并宜增减用之。

藿香　紫苏　白芷　大腹皮　茯苓（三两）　白术（土炒）　陈皮　半夏曲　厚朴（姜制）　桔梗（二两）　甘草（一两）

每服五钱，加姜枣煎。一方加木瓜。伤食重者，加消食药。

此手太阴、足阳明药也。藿香辛温，理气和中，辟恶止呕，兼治表里，为君；苏、芷、桔梗散寒利膈，佐之以发表邪；厚朴、大腹行水消满，橘皮、半夏散逆除痰，佐之以疏里滞；术、苓、甘草益脾去湿，以辅正气，为臣使也。正气通畅，则邪逆自除矣。

本方合三味香薷饮，名藿薷汤，治伏暑吐泻转筋。

三解汤 （时行阳疟）

治时行疟之通剂。

柴胡　麻黄（去节）　泽泻（各三钱）

此足少阳药也。吴鹤皋曰：病有三在，在表，在里，及在半表半里也。疟邪藏于分肉之间，邪正分争，并于表则在表，并于里则在里，未有所并则在半表半里。麻黄之辛，能散表邪由汗而泄；泽泻味咸，能引里邪由溺而泄；柴胡升阳发热，居表里之间而和解之。此但可以治实疟，虚者当辨其气血而加补剂。

清脾饮

治疟疾，热多寒少，口苦嗌干，小便赤涩，脉来弦数。

青皮　厚朴（醋炒）　柴胡　黄芩（炒）　半夏（姜制）　茯苓　白术（土炒）　甘草（炙）　草果

加姜煎。一方加槟榔。大渴，加麦冬、知母；疟不止，加酒炒常山（一钱）、乌梅（二个）。

此足少阳、太阴药也。疟为肝胆之邪，然多因脾胃受伤而起，脾属湿土，重感于湿，湿生热，热生痰，故见前证也。脾既受病，木又克之，故用青皮、柴胡以破滞而伐肝，半夏、厚朴以行痰而平胃，茯苓用以渗湿，黄芩用以清热，草果辛热，能散太阴之积寒，除痰而截疟，盖先去其害脾者，而以白术、甘草调而补之也。

痛泻要方 （痛泻）

治痛泻不止。

白术（土炒，三两）　白芍（炒，二两）　陈皮（炒，两半）　防风（一两）

或煎，或丸。久泻加升麻。

此足太阴、厥阴药也。白术苦燥湿，甘补脾，温和中；芍药寒泻肝火，酸敛逆气，缓中止痛；防风辛能散肝，香能舒脾，风能胜湿，为理脾引经要药；陈皮辛能利气，炒香尤能燥湿醒脾，使气行则痛止。数者皆以泻木而益土也。

黄连阿胶丸 （冷热痢）

治冷热不调，下痢赤白，里急后重，脐腹瘀痛，口燥烦渴，小便不利。

黄连（三两）　茯苓（二两）　阿胶（炒，一两）

为末，水熬阿胶为丸，空心，米汤下。

《延年》，除茯苓，加干姜、当归，名驻车丸，治同。

此手足阳明药也。黄连泻火燥湿，开郁消瘀，以平其痛热；阿胶补阴益血，润燥利肠，以和其里急；茯苓能令人肺气下降，通于膀胱，清热利水，止渴除烦，为清解之平剂。

［附］

仲景黄连阿胶汤

黄连（四两）　黄芩（一两）　芍药（二两）　阿胶（三两）　鸡子黄（二枚，生用）

治伤寒少阴病，得之二三日以上，心烦不得卧。

海藏黄连阿胶汤

黄连（炒，四两）　黄柏　阿胶（炒，各一两）　山栀（五钱）

每服四钱，治伤寒，热毒入胃，下利脓血。血虚加芎、归，腹痛加芍药，血不止加地榆。

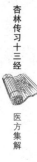

姜茶饮 （疟痢）

治赤白痢及寒热疟。

生姜　陈细茶

每味约三钱，浓煎服，或微炒煎。

此足太阴、阳明药也。茶助阴，姜助阳，使寒热平调，并能消暑、解酒食毒。此方用之屡效，勿以药之平浅而忽之也。

本方除生姜，加陈白梅，蜜水煎，名梅蜜饮，治热痢；除茶，加木香、肉蔻，治冷痢。

芦根汤 （呕哕）

治伤寒病后，呕哕，不下食。

芦根（一升）　竹茹（一升）　生姜（二两）　粳米（一合）

此足太阴、阳明药也。芦根甘寒，降伏火，利小水；竹茹甘寒，除胃热，清燥金；生姜辛温，祛寒饮，散逆气。三者皆能和胃，胃和则呕止。加粳米者，亦藉以调中州也。

阴阳水 （霍乱）

治霍乱吐泻，有神功。

沸汤、井水各半钟，和服。

此中焦分理阴阳之药也。阴阳不和而交争，故上吐下泻而霍乱，饮此辄定者，分其阴阳，使和平也。

甘草黑豆汤 （解药）

解百药毒，兼治筋疝。

甘草（二两）　黑豆（半升）

此足阳明药也。甘草和中以解毒，黑豆散热以解毒。若治筋疝，当用甘草梢，以梢能径达茎中也。

本方加大黄，名大黄甘草汤，治上、中、下三焦消渴。

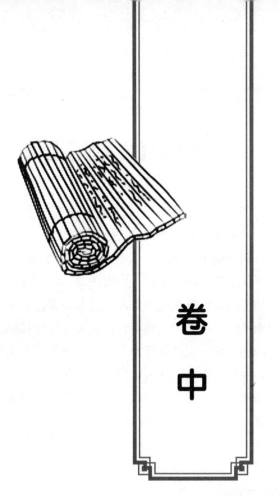

卷
中

理气之剂第七

经曰：诸气膹郁，皆属于肺。又曰：怒则气上，喜则气缓，悲则气消，恐则气下，寒则气收，热则气泄，惊则气乱，劳则气耗，思则气结，九气不同，百病皆生于气也。夫人身之所恃以生者，此气耳，源出中焦，总统于肺，外护于表，内行于里，周流一身，顷刻无间，出入升降，昼夜有常，曷尝病于人哉？及至七情交攻，五志妄发，乖戾失常，清者化而为浊，行者阻而不通，表失护卫而不和，里失运行而弗顺。气本属阳，及胜则为火矣。河间所谓五志过极皆为火，丹溪所谓气有余便是火也。人身有宗气、营气、卫气、中气、元气、胃气、冲和之气、上升之气，而宗气尤为主；及其为病，则为冷气、滞气、上气、逆气、气虚诸变证矣。无病之时，宜保之养之，和之顺之；病作之时，当审其何经何证，寒热虚实，而补泻之。

补中益气汤 （升阳补中）

治烦劳内伤，身热心烦，头痛恶寒，懒言恶食，脉洪大而虚，或喘或渴，或阳虚自汗，或气虚不能摄血，或疟痢脾虚，久不能愈，一切清阳下陷，中气不足之证。

黄芪（蜜炙，钱半）　人参　甘草（炙，一钱）　白术（土炒）　陈皮（留白）　当归（五分）　升麻（三分）　柴胡（三分）　姜（三片）　枣（二枚）

煎。如血不足者，加当归；精神短少，加人参、五味；肺热咳嗽，去人参；咽干，加葛根；头痛，加蔓荆子；痛甚，加川芎；脑痛，加藁本、细辛；风湿相搏，一身尽痛，加羌活、防风；有痰，加半夏、生姜；胃寒气滞，加青皮、蔻仁、木香、益智；腹胀，加枳实、厚朴、木香、砂仁；腹痛，加白芍、甘草；热痛，加黄连；能食而心下痞，加黄连；咽痛，加桔梗；有寒，加肉桂；湿胜，加苍术；阴火，加黄柏、知母；阴虚，去升、柴，加熟地、山茱、山药；大便秘，加酒煨大黄；咳嗽，春加旋复、款冬，夏加麦冬、五味，秋加麻黄、黄芩，冬加不去根节麻黄，天寒加干姜；泄泻，去当归，加茯苓、苍术、益智。

此足太阴、阳明药也。肺者气之本，黄芪补肺固表，为君；脾者肺之本，人参、甘草补脾益气，和中泻火，为臣；白术燥湿强脾，当归和血养阴，为佐；升麻以升阳明清气，柴胡以升少阳清气，阳升则万物生，清升则阴浊降；加陈皮者，以通利其气；生姜辛温，大枣甘温，用以和营卫，开腠理，致津液。诸虚不足，先建其中，中者何？脾胃是也。

本方除当归、白术，加木香、苍术，名调中益气汤，治脾胃不调，胸满肢倦，食少短气，口不知味，及食入反出。

本方加白芍、五味子，亦名调中益气汤，治气虚多汗，余治同前。

本方加苍术倍分，半夏、黄芩各三分，名参术益胃汤，治内伤劳倦，燥热短气，口渴无味，大便溏黄。

本方去白术，加草蔻、神曲、半夏、黄柏，名升阳顺气汤，治饮食劳倦所伤，满闷短气，不思食，不知味，时恶寒。

本方加炒芩、神曲，名益胃升阳汤，治妇人经水不调，或脱血后，食少，水泻。

本方加黄柏、生地，名补中益气加黄柏生地汤，治阴火乘阳，发热昼甚，自汗短气，口渴无味。

本方加白芍、细辛、川芎、蔓荆，名顺气和中汤，治清阳不升，头痛恶风，脉弦微细。

本方加羌活、防风、细辛、川芎，名调荣养卫汤，治劳力伤寒头痛，体热恶寒，微渴汗出，身痛，脉浮无力。

乌药顺气散 （顺气祛风）

治中风偏身顽麻，骨节疼痛，步履艰难，语言謇涩，口眼㖞斜，喉中气急有痰。

乌药　橘红（二钱）　麻黄（去节）　川芎　白芷　桔梗　枳壳（炒，一钱）　僵蚕（去丝嘴炒）　炮姜　甘草（炙，五分）

加姜、葱煎。虚汗者，去麻黄，加黄芪；手足不能举动，加防风、续断、威灵仙；拘挛，加木瓜；脚气，加牛膝、五加皮、独活。

此手太阴、足厥阴药也。风盛则火炽，故有痰火冲逆而上，此里气逆也；然中风必由外感风寒而发，内虚而外邪乘之，此表气逆也。麻黄、桔梗，肺家之药，发汗而祛寒；川芎、白芷，头面之药，散风而活血；枳、桔利气行痰，僵蚕清化散结，黑姜温经通阳，甘草和中泻火，乌药能通行邪滞诸气。此乃先解表气而兼顺里气者，气顺则风散。风邪卒中，当先治标；若气虚病久者，非所宜也。

苏子降气汤 （降气）

治虚阳上攻，气不升降，上盛下虚，痰涎壅盛，喘嗽呕血，或大便不利。

苏子　半夏　前胡　厚朴（姜炒）　橘红　当归（一钱）　甘草（炙）肉桂（五分）

加姜煎。一方无桂，有沉香。

此手太阴药也。苏子、前胡、厚朴、橘红、半夏皆能降逆上之气，兼能祛痰，气行则痰行也；数药亦能发表，既以疏内壅，兼以散外寒也；当归润以和血，甘草甘以缓中；下虚上盛，故又用肉桂引火归元也。

木香顺气汤 （调中顺气）

治阴阳壅滞，气不宣通，胸膈痞闷，腹胁胀满，大便不利。

木香　草蔻仁（炒）　益智　苍术（三分）　厚朴（四分）　青皮　陈皮　半夏　吴茱萸（汤泡）　干姜　茯苓　泽泻（二分）　升麻　柴胡（一分）　当归（五分）

此足太阴、阳明药也。木香、厚朴、青皮、陈皮辛能行气，兼能平肝；草蔻、益智香能舒脾；苍术、半夏燥能胜湿；干姜、吴茱温能散寒；升、柴之轻以升其阳；苓、泻之淡以泄其阴。盖脾为中枢，使中枢运转则清升浊降，上下宣通而阴阳得位矣。然皆气药，恐其过燥，故重用当归以濡其血，共成益脾消胀之功也。

四磨汤 （七情气逆）

治七情气逆，上气喘急，妨闷不食。

槟榔　沉香　乌药　人参

等分，浓磨，煎三四沸，温服。一方，人参易枳壳。一方，去人参，加枳实、木香，白酒磨服，名五磨饮子，治暴怒卒死，名曰气厥。

此手太阴药也。气上宜降之，故用槟榔、沉香；气逆宜顺之，故用乌药；加人参者，降中有升，泻中带补，恐伤其气也。大实者，仍宜枳壳。

越鞠丸 （六郁）

统治六郁，胸膈痞闷，吞酸呕吐，饮食不消。

香附（醋炒）　苍术（泔浸，炒）　抚芎　神曲（炒）　栀子（炒黑，等分）

曲糊为丸。如湿郁，加茯苓、白芷；火郁，加青黛；痰郁，加南星、半夏、栝蒌、海石；血郁，加桃仁、红花；气郁，加木香、槟榔；食郁，加麦芽、山楂、砂仁；挟寒，加吴茱萸。又或春加防风，夏加苦参，冬加吴茱萸，经所谓升降浮沉则顺之，寒热温凉则逆之也。

此手足太阴、手少阳药也。吴鹤皋曰：越鞠者，发越鞠郁之谓也。香附开气郁，苍术燥湿郁，抚芎调血郁，栀子解火郁，神曲消食郁。陈来章曰：皆理气也，气畅而郁舒矣。

七气汤 （行气消痰）

治七情气郁，痰涎结聚，咯不出，咽不下，胸满喘急，或咳或呕，或攻冲作痛。

半夏（姜汁炒，五钱）　厚朴（姜汁炒，三钱）　茯苓（四钱）　紫苏（二钱）

加姜枣煎。

此手足太阴药也。气郁则痰聚，故散郁必以行气化痰为先。半夏辛温，除痰开郁；厚朴苦温，降气散满；紫苏辛温，宽中畅肺，定喘消痰；茯苓甘淡渗湿，益脾，通心交肾。痰去气行，则结散郁解，而诸证平矣。

本方加白芍、陈皮、人参、桂心，亦名七气汤，治七情郁结，阴阳反戾，吐利交作，寒热眩运，痞满噎塞。

四七汤 （温中解郁）

治七情气郁，痰涎结聚，虚冷上气，或心腹绞痛，或膨胀喘急。

人参　官桂　半夏（一钱）　甘草（五分）

加姜煎。心腹痛，加延胡索。

此手太阴药也。李士材曰：夫七情过极，皆伤其气，丹溪以越鞠丸主之，而此独异者，盖郁久则浊气闭塞，而清气日薄矣。故虽痛虽膨，而不用木香、枳壳，用人参以壮主气之脏，官桂以制谋虑之郁；郁久生痰，半夏为之驱逐；郁故不和，国老为之调停；况桂性辛温，疏气甚捷，郁结者还为和畅矣。汤名四七者，以四味治七情也。

代赭旋覆汤 （痞硬噫气）

治伤寒发汗，若吐，若下，解后，心下痞硬，噫气不除。

旋覆花（即金沸草，三两）　代赭石（一两）　人参（二两）　甘草（三两）　半夏（半升）　生姜（五两）　大枣（十二枚）

此足阳明药也。成氏曰：硬则气坚，旋复之咸以软痞硬；怯则气浮，代赭之重以镇虚逆；辛者散也，生姜之辛以散虚痞；甘者缓也，人参、甘草、大枣之甘以补胃弱。

丁香柿蒂汤 （呃逆）

治久病呃逆，因于寒者。

丁香　柿蒂（二钱）　人参（一钱）　生姜（五片）

一方加陈皮、半夏、茯苓、甘草、良姜。

此足阳明、少阴药也。丁香泄肺温胃而暖肾，生姜去痰开郁而散寒，柿蒂苦涩而降气，人参所以辅真气使得展布也。火呃亦可用者，盖从治之法也。

本方除人参、生姜，亦名丁香柿蒂汤，（严氏）治同本方。

除人参、生姜，加竹茹、橘红，名丁香柿蒂竹茹汤，又名橘红竹茹汤。

《宝鉴》去人参，加青皮、陈皮。

《三因》去人参，加良姜、甘草，名丁香散，治同。

橘皮竹茹汤 （呕逆呃逆）

治久病虚羸，呕逆不已。亦治吐利后，胃虚呃逆。

橘皮　竹茹　人参　甘草　半夏　麦冬　赤茯苓　枇杷叶

加姜枣煎。胃寒者，去竹茹、麦冬，加丁香；实火，去人参。

此足阳明药也。胃火上冲，肝胆之火助之，肺金之气不得下降，故呕。竹茹、枇杷叶、麦冬皆能清肺而和胃，肺金清则肝气亦平矣；二陈所以散逆气，赤茯所以降心火；生姜，呕家之圣药；久病虚羸，故以人参、甘草、大枣扶其胃气也。

［附］

《金匮》橘皮竹茹汤

橘皮（三升）　竹茹（二升）　人参（一两）　甘草（五两）　生姜（半斤）　大枣（三十枚）

治哕逆。

定喘汤 （哮喘）

治肺虚感寒，气逆膈热，而作哮喘。

白果（二十一枚，炒黄）　麻黄　半夏（姜制）　款冬花（三钱）　桑白皮（蜜炙）　苏子（二钱）　杏仁（去皮、尖）　黄芩（钱半）　甘草（一钱）

加姜煎。

此手太阴药也。表寒宜散，麻黄、杏仁、桑皮、甘草辛甘发散，泻肺而解表；里虚宜敛，款冬温润，白果收涩，定喘而清金；苏子降肺气，黄芩清肺热，半夏燥湿痰，相助为理，以成散寒疏壅之功。

理血之剂第八

人身之中，气为卫，血为营。经曰：营者，水谷之精也，调和五脏，洒陈于六腑，乃能入于脉也。生化于脾，总统于心，藏受于肝，宣布于肺，施泄于肾，溉灌一身，目得之而能视，耳得之而能听，手得之而能摄，掌得之而能握，足得之而能步，脏得之而能液，腑得之而能气，出入升降，濡润宣通，靡不由此也。饮食日滋，故能阳生阴长，取汁变化而赤为血也；注之于脉，充则实，少则涩，生旺则诸经恃此长养，衰竭则百脉由此空虚，血盛则形盛，血弱则形衰，血者难成而易亏，可不谨养乎？阴气一伤，诸变立至。妄行于上则吐衄，妄行于下则肠风；衰涸于内则虚劳，枯槁于外则消瘦；移热膀胱则溺血，阴虚阳搏则崩中；湿蒸热瘀则血痢，火极似水则色黑；热胜于阴，发为疮疡；湿滞于血，则为瘾疹；凝涩于皮肤，则为冷痹；畜血在上则善忘，畜血在下则如狂；跌仆损伤，则瘀血内聚。此皆失于摄养，变为诸病也。

四物汤 （养血）

治一切血虚，及妇人经病。

当归（酒洗）　生地黄（三钱）　芍药（二钱）　芎䓖（钱半）

凡血证，通宜四物汤。如凉血，心加黄连，肝条芩，肺枯芩，大肠实芩，胆黄连，肾、膀胱黄柏，脾生地，胃大黄，三焦地骨皮，心包络丹皮，小肠山栀、木通。如清气，心与包络加麦冬，肺枳壳，肝柴胡、青皮，脾白芍，胃干葛、石膏，大肠、三焦连翘，小肠赤茯苓，膀胱滑石、琥珀。血虚加龟板，血燥加人乳，瘀血加桃仁、红花、韭汁、童便行之，暴血加薄荷、玄参散之。血不止，加炒蒲黄、京墨；久不止，加升麻引血归经。妇人经血紫黑，脉数，为热，加芩、连；血淡，脉迟，为寒，加桂、附。人肥有痰，加半夏、南星、橘红；人瘦有火，加黑栀、知母、黄柏。郁者，加木香、砂仁、苍术、神曲；瘀滞，加桃仁、红花、延胡、肉桂。气虚，加参、芪；气实，加枳、朴。

此手少阴、足太阴、厥阴药也。当归辛苦甘温，入心脾，生血，为君；生地甘寒，入心肾，滋血，为臣；芍药酸寒，入肝脾，敛阴，为佐；芎䓖辛温，通上下而行血中之气，为使也。

本方加黄柏、知母，名知柏四物汤；再加玄参，名滋阴降火汤，治阴虚有火；知柏四物，蜜丸，名坎离丸，治阴虚嗽血。

本方加黄连、胡黄连，名二连四物汤，治虚劳血虚，五心烦热，热入血室，夜分发热。

本方加黄柏、黄芩、甘草，名三黄四物汤，治阴虚潮热。

本方用生熟二地，加黄芪、丹皮、升麻、柴胡，名三黄补血汤，治亡血血虚，六脉俱大，按之空虚。

本方加桃仁、红花，名《元戎》四物汤，治脏结便秘，扑损瘀血。

本方加羌活、防风，名治风六合汤，治风虚眩运，风秘便难；蜜丸，名补肝丸。

本方加木香、槟榔，名治气六合汤，治血虚气滞，或血气上冲。

本方加羌活、天麻，蜜丸，名神应养真丹，治足厥阴经受风寒暑湿，瘫痪不遂，语言謇涩，及血虚脚气。

本方加桃仁、红花、竹沥、姜汁，治半身不遂在左者，属瘀血。

本方去白芍，加防风，名防风当归散，治发汗过多而成痉证，宜去风养血。

本方去地黄，加干姜，名四神汤，治妇人血虚，心腹绞痛。

本方加阿胶、艾叶、甘草，名胶艾汤，治冲任虚损，经水淋沥，及血虚下痢。

本方加艾叶、四制香附（童便、盐水、酒、醋各浸三日），醋丸，名艾附暖宫丸，治子宫虚冷；再加阿胶，名妇宝丹，治虚寒，经水不调。

本方加丹皮、地骨，治妇人骨蒸。

本方除芍药、地黄，名芎归汤；为末，名佛手散，又名一奇散，又名君臣散，治产后血虚头痛。胎动下血，服此自安；子死腹中，服此即下；催生，神效。

本方合四君子，名八珍汤，治心肺虚损，气血两虚；再加黄芪、肉桂，名十全大补汤，兼助阳固卫。

十全汤去白芍，加山茱、五味、防风、苁蓉，入姜枣煎，名大补黄芪汤，治气血两虚，自汗不止。

四物、四君合小柴胡，名三合散，治产后日久虚劳。

本方四物各七钱，加防风一两，栀子、黄芩、黄连各三钱，每服五钱，（如脉实，加大黄）名生地黄连汤，海藏治妇人血风证，去血过多，因而燥渴，循衣摸床，撮空闭目，扬手掷足，错语失神，脉弦浮而虚。

当归补血汤 （补血）

治伤于劳役，肌热面赤，烦渴引饮，脉大而虚。

黄芪（炙，一两）　当归（酒洗，二钱）

空心服。

此足太阴、厥阴药也。当归气味俱厚，为阴中之阴，故能滋阴养血。黄芪乃补气之药，何以五倍于当归，而又云补血汤乎？盖有形之血生于无形之气，又有当归为引，则从之而生血矣。经曰"阳生则阴长"，此其义耳。切庵曰：病本于劳役，不独伤血，而亦伤气，故以二药兼补之也。

归脾汤 （引血归脾）

治思虑过度，劳伤心脾，怔忡健忘，惊悸盗汗，发热体倦，食少不眠；或脾虚不能摄血，致血妄行；及妇人经带。

人参　白术（土炒）　茯神　枣仁（炒）　龙眼肉（二钱）　黄芪（炙，钱半）　当归（酒洗）　远志（一钱）　木香　甘草（炙，五分）

姜、枣煎。

此手少阴、足太阴药也。血不归脾则妄行，参、术、黄芪、甘草之甘温，所以补脾；茯神、远志、枣仁、龙眼之甘温酸苦，所以补心，心者脾之母也；当归滋阴而养血，木香行气而舒脾，既以行血中之滞，又以助参而补气，气壮则能摄血，血自归经，而诸证悉除矣。

本方去白术、木香、龙眼，加茯苓、陈皮，入莲肉、姜、枣煎，名酸枣仁汤，治虚烦不眠。

养心汤 （补心血）

治心虚血少，神气不宁，怔忡惊悸。

黄芪（蜜炙）　茯苓　茯神　当归（酒洗）　川芎　半夏曲（二两）甘草（炙，一钱）　柏子仁（去油）　酸枣仁（炒）　远志（去心，炒）　五味子　人参　肉桂（各二钱半）

每服五钱。

此手少阴药也。人参、黄芪以补心气，川芎、当归以养心血，二茯、远志、柏仁、酸枣以泄心热而宁心神，五味收神气之散越，半夏去扰心之痰涎，甘草补土以培心子，赤桂引药以入心经。润以滋之，温以补之，酸以敛之，香以舒之，则心得其养矣。

人参养荣汤 （养荣）

治脾肺气虚，荣血不足，惊悸健忘，寝汗发热，食少无味，身倦肌瘦，色枯气短，毛发脱落，小便赤涩；亦治发汗过多，身振脉摇，筋惕肉瞤。

人参　白术　黄芪（蜜炙）　甘草（炙）　陈皮　桂心　当归（酒拌，一钱）　熟地黄　五味子（炒杵）　茯苓（七分）　远志（五分）　白芍（钱半）

加姜枣煎。

此手少阴、手足太阴气血药也。熟地、归、芍养血之品，参、芪、苓、术、甘草、陈皮补气之品，血不足而补其气，此阳生则阴长之义；且参、芪、五味所以补肺，甘、陈、苓、术所以健脾，归、芍所以养肝，熟地所以滋肾，远志能通肾气上达于心，桂心能导诸药入营生血，五脏交养互益，故能统治诸病，而其要则归于养荣也。

龙脑鸡苏丸 （清热理血）

治肺有郁热，咳嗽吐血，衄血下血，热淋消渴，口臭口苦，清心明目。

鸡苏叶（一名龙脑薄荷，一两六钱）　生地黄（六钱）　麦冬（四钱）蒲黄（炒）　阿胶（炒）　木通　银柴胡（二钱）　甘草（钱半）　黄芪人参（一钱）

先将木通、柴胡浸二日，熬汁；地黄浸汁，熬膏，再加蜜三两，炼过，和丸，梧子大。每服二十丸，细嚼汤下。一方有黄连。

此手足太阴、少阳药也。肺本清肃，或受心之邪焰，或受肝之亢害，故见诸证。薄荷辛凉，轻扬升发，泻肺搜肝，散热理血，故以为君；生地黄凉血，炒蒲黄止血，以疗诸血；柴胡平肝解肌热，木通利水降心火，麦冬、阿胶润燥清肺，参、芪、甘草泻火和脾；此亦为热而涉虚者设，故少佐参、芪也。

咳血方 （咳血）

治咳嗽痰血。

青黛（水飞）　栝蒌仁（去油）　海石（去砂）　山栀（炒黑）　诃子肉

等分，为末，蜜丸，噙化。嗽甚，加杏仁。

此手太阴药也。肝者将军之官，肝火上逆，能烁心肺，故咳嗽痰血也。青黛泻肝而理血，散五脏郁火；栀子凉心而清肺，使邪热下行，二者所以治火。栝蒌润燥滑痰，为治嗽要药；海石软坚止嗽，清水之上源，二者降火而兼行痰。加诃子者，以能敛肺而定痰喘也。不用治血之药者，火退则血自止也。

独圣散 （肺痿咯血）

治多年咳嗽，肺痿，咯血红痰。

白及

为末，每服二钱，临卧，糯米汤下。

此手太阴药也。人之五脏，惟肺叶坏烂者可以复生。白及苦辛收涩，得秋金之令，能补肺止血，故治肺损红痰；又能蚀败疽死肌，为去腐生新之圣药。

清咽太平丸 （咯血）

治膈上有火，早间咯血，两颊常赤，咽喉不清。

薄荷（一两）　川芎　防风　犀角　柿霜　甘草（二两）　桔梗（三两）

蜜丸。

此手太阴药也。薄荷辛香升浮，消风散热；防风，血药之使，泻肺搜肝；川芎，血中气药，升清散瘀；柿霜生津润肺，犀角凉心清肝，甘草缓炎上之火势，桔梗载诸药而上浮；又，甘、桔相合，为清咽利膈之上剂也。

还元水 （火嗽失血）

治咳血、吐血；及产后血运，阴虚久嗽，火蒸如燎。

童便

取十一二岁无病童子，不茹荤辛，清澈如水者，去头、尾，热饮。冬则用汤温之。或加藕汁、阿胶，和服。有痰，加姜汁。

此手太阴、足少阴药也。童便咸寒，降火滋阴，润肺散瘀，故治血证火嗽血运如神。

麻黄人参芍药汤 （内虚外感吐血）

治吐血，外感寒邪，内虚蕴热。

桂枝（五分，补表虚）　麻黄（去外寒）　黄芪（实表益卫）　甘草（炙，补脾）　白芍（安太阴，各一钱）　人参（益元气而实表）　麦冬（保肺气，各三分）　五味子（五粒，安肺气）　当归（五分，和血养血）

热服。

此足太阳、手足太阴药也。《纲目》曰：观此一方，足以为万世模范矣。盖取仲景麻黄汤与补剂各半服之。但凡虚人当服仲景方者，当以此为则也。

犀角地黄汤 （凉血）

治伤寒，胃火热盛，吐血衄血，嗽血便血，蓄血如狂，漱水不欲咽；及阳毒发斑。

生地黄（两半）　白芍（一两）　丹皮　犀角（三钱半，角尖尤良）

每服五钱。热甚如狂者，加黄芩一两；因怒致血者，加栀子、柴胡。

节庵加当归、红花、桔梗、陈皮、甘草、藕汁，名加味犀角地黄汤，治同。

此足阳明、太阴药也。血属阴本静，因诸经火逼，遂不安其位而妄行。犀角大寒，解胃热而清心火；芍药酸寒，和阴血而泻肝火；丹皮苦寒，泻血中之伏火；生地大寒，凉血而滋水，以共平诸经之僭逆也。

桃仁承气汤

治伤寒外证不解，热结膀胱，小腹胀满，大便黑，小便利，躁渴，谵语，蓄血发热如狂；及血瘀胃痛，腹痛，胁痛；疟疾，实热夜发；痢疾，蓄血急痛。

桃仁（五十枚，去皮、尖，研）　大黄（四两）　芒硝　甘草　桂枝（二两）

此足太阳药也。大黄、芒硝荡热去实，甘草和胃缓中，此调胃承气汤也；热甚搏血，血聚则肝燥，故加桃仁之苦甘，以润燥而缓肝；加桂枝之辛热，以调营而解外，直达瘀所而行之也。

本方加青皮、枳实、当归、芍药、苏木汁、柴胡，名桃仁承气饮子。

抵当汤　（血蓄下焦）

治太阳病六七日，表证仍在，脉微而沉，反不结胸，其人发狂者，以热在下焦，少腹当硬满，小便自利者，必有蓄血，令人善忘，所以然者，以太阳随经，瘀热在里故也。

水蛭（三十个，猪脂熬黑）　虻虫（三十个，去头、足、翅）　桃仁（二十枚，去皮、尖，研）　大黄（四两，酒浸）

此足太阳药也。成氏曰：苦走血，咸渗血，虻虫、水蛭之苦咸以除蓄血；甘缓结，苦泄热，桃仁、大黄之甘苦以下结热。

本方减水蛭十个，虻虫、桃仁各减五个，分为四丸，每水煮一丸，名抵当丸，治本病无善忘如狂之证者。

［附］

代抵当丸

大黄（四两）　生地　归尾　桃仁　穿山甲　玄明粉（各一两）　桂

（三钱）

蜜丸。

槐花散 （便血）

治肠风脏毒下血。

槐花（炒）　侧柏叶（杵）　荆芥（炒黑）　枳壳（炒）

等分，为末，每三钱，米饮下。

此手足阳明药也。侧柏养阴燥湿，最清血分；槐花疏肝泻热，能凉大肠；荆芥散瘀搜风；枳壳宽肠利气。

本方除柏叶、荆芥，加当归、黄芩、防风、地榆，酒糊丸，名槐角丸，治同。

本方加当归、生地、川芎，入乌梅、生姜煎，名加减四物汤，治同。

本方除柏叶、枳壳，加当归、川芎、熟地、白术、青皮、升麻，亦名槐花散，又名当归和血散，治肠澼下血，湿毒下血。

本方除柏叶、枳壳，加青皮，等分，亦名槐花散，治血痢。腹不痛，不里急后重，单用槐花、荆芥，炒黑，为末，酒服，亦治下血。

秦艽白术丸 （血痔）

治痔疮痔漏，有脓血，大便燥结，痛不可忍。

秦艽　白术　归尾（酒洗）　桃仁（研，一两）　枳实（麸炒）　皂角子（烧存性）　泽泻（五钱）　地榆（三钱）

面糊丸。

此手足阳明药也。李东垣曰：秦艽、归尾、桃仁润燥和血，皂角子以除风燥，地榆以破血止血；枳实苦寒，以补肾而泄胃实；泽泻淡渗，使气归于前阴，以补清燥受胃之湿邪也；白术之苦以补燥气之不足，其味甘以泻火而益元气。故曰甘寒泻火，乃假枳实之寒也。大便秘涩，以大黄推之；其津液益不足，用当归和血，加油润之剂，自然软利矣。

本方除白术、枳实、地榆，加苍术、黄柏、大黄、槟榔、防风，名秦艽苍术汤，治同。

本方除皂角、枳实、地榆，加防风、升麻、柴胡、陈皮、大黄、黄柏、红花、炙草，名秦艽防风汤，治痔漏，大便时疼痛。

本方用秦艽一味，加羌活、防风、麻黄、升麻、柴胡、藁本、细辛、黄芪、炙草、红花，名秦艽羌活汤，治痔漏，成块下垂，不任其痒。

本方除地榆，加大黄、红花，名秦艽当归汤，治痔漏，大便燥结疼痛。

芍药汤 （血痢）

治下痢脓血稠黏，腹痛后重。

芍药（一两） 归尾 黄芩 黄连（五钱） 大黄（三钱） 木香 槟榔 甘草（炙，二钱） 桂（钱半）

每服五钱。痢不减，加大黄。

此足太阴、手足阳明药也。芍药酸寒，泻肝火，敛阴气，和营卫，故以为君；大黄、归尾破积而行血；木香、槟榔通滞而行气；黄芩、黄连燥湿而清热。盖下痢由湿热郁积于肠胃，不得宣通，故大便重急，小便赤涩也。辛以散之，苦以燥之，寒以清之，甘以调之。加肉桂者，假其辛热，以为反佐也。

本方除桂、甘草，加枳壳，名导滞汤，治前证兼渴者。

苍术地榆汤 （血痢）

治脾经受湿，痢疾下血。

苍术（泔浸，炒，三两） 地榆（炒黑，一两）

每一两煎。

此足太阴、阳明药也。苍术燥湿强脾，升阳而开郁；地榆清热凉血，酸收能断下。为治血痢、肠风之平剂，初起者勿用。

本方加芍药、阿胶、卷柏，名芍药地榆汤，治泄痢脓血，乃至脱肛。

小蓟饮子 （血淋）

治下焦结热而成血淋。

小蓟 蒲黄（炒黑） 藕节 滑石 木通 生地黄 栀子（炒） 淡竹

叶　当归　甘草（各五分）

此手足太阳药也。小蓟、藕节退热散瘀，生地凉血，蒲黄止血（生行血，炒涩血）；木通降心肺之火，下达小肠；栀子散三焦郁火，由小便出；竹叶凉心而清肺，肺为生水之源，凡通淋者必先清肺；滑石泻热而滑窍；当归养阴，能引血归经；甘草益阳，能调中和气也。

复元羌活汤 （损伤积血）

治从高坠下，恶血留于胁下，疼痛不可忍者。

柴胡（五钱）　当归　栝蒌根　穿山甲（炮，二钱）　甘草　红花（二钱）　桃仁（五十个，去皮、尖，研）　大黄（一两，酒浸）

每服一两，加酒煎，以利为度。

此足厥阴也。原文曰：肝胆之经，行于胁下，属厥阴、少阳，故以柴胡引用为君；以当归活血脉，以甘草缓其急，为臣，亦能生新血，阳生则阴长也；以穿山甲、花粉、桃仁、红花破血润血，为佐；以大黄荡涤败血，为使。气味相合，各有攸归，痛自去矣。

祛风之剂第九

六淫，风、寒、暑、湿、燥、火也。六者之中，风淫为首，故经曰：风者，百病之长也。至其变化，乃为他病，无常方，然致自风气也。又曰：风者，善行而数变，腠里开则洒然寒，闭则热而闷，其寒也则衰饮食，其热也则消肌肉。盖天地间唯风无所不入，人受之者，轻为感冒，重则为伤，又重则为中。然必其真气先虚，营卫空疏，然后外邪乘虚而入，经所谓"邪之所凑，其气必虚"是也。故中风之证，河间以为将息失宜，心火暴甚；丹溪以为湿生痰，痰生热，热生风；东垣以为本气自病，若以风为虚象者。所以治之有清热、化痰、养血、顺气之不同，而不专用祛风之药也。按《内经》"风论""痿论""痹论"分为三篇，病原不同，治法亦异，丹溪尝著论辨之，然岐伯曰：中风大法有四，风痹其一也。故治痹诸方，亦次本门。

小续命汤 （六经中风通剂）

治中风，不省人事，神气溃乱，半身不遂，筋急拘挛，口眼㖞斜，语言謇涩；风湿腰痛，痰火并多，六经中风，及刚柔二痉。

防风（一钱二分）　桂枝　麻黄　杏仁（去皮、尖，炒，研）　芎藭（酒洗）　白芍（酒炒）　人参　甘草（炙）　黄芩（酒炒）　防己（八分）　附子（四分）

每服三钱，加姜、枣煎。

筋急，语迟，脉弦者，倍人参，加薏仁、当归，去芍药，以避中寒；烦躁，不大便，去桂、附，倍芍药，加竹沥；日久不大便，胸中不快，加大黄、枳壳；脏寒下利，去防己、黄芩，倍附子，加白术；呕逆，加半夏；语言謇涩，手足战掉，加石菖蒲、竹沥；身痛，发搐，加羌活；口渴，加麦冬、花粉；烦渴多惊，加犀角、羚羊角；汗多，去麻黄、杏仁，加白术；舌燥，去桂、附，加石膏。

此六经中风之通剂也。吴鹤皋曰：麻黄、杏仁，麻黄汤也，治太阳伤寒；桂枝、芍药，桂枝汤也，治太阳中风，此中风寒有表证者所必用也。人参、甘草补气，川芎、芍药补血，此中风寒气血虚者所必用也。风淫，故主以防风；湿淫，佐以防己；寒淫，佐以附子；热淫，佐以黄芩。病来杂扰，故药亦兼赅也。

易老六经加减法：

本方倍麻黄、杏仁、防风，名麻黄续命汤，治太阳中风，无汗恶寒。

本方倍桂枝、芍药、杏仁，名桂枝续命汤，治太阳中风，有汗恶风。

本方去附子，加石膏、知母，名白虎续命汤，治阳明中风无汗，身热不恶寒。

本方加葛根，倍桂枝、黄芩，名葛根续命汤，治阳明中风，身热有汗，不恶风。

本方倍附子，加干姜、甘草，名附子续命汤，治太阴中风，无汗身凉。

本方倍桂、附、甘草，名桂附续命汤，治少阴中风，有汗无热。

本方加羌活、连翘，名羌活连翘续命汤，治中风，六经混淆，系之于少阳、厥阴，或肢节挛急，或麻木不仁。

本方去防风、防己、附子、白芍，加当归、石膏，即《古今录验》续命汤，治中风痱，身不自收，口不能言，冒昧不知痛处，或拘急不能转侧。

《录验》方去人参，加干姜、黄芩、荆沥，即《千金》大续命汤，通治五脏偏枯贼风。

侯氏黑散 （中风）

治中风，四肢烦重，心中恶寒不足者。《外台》用治风癫。

菊花（四十分）　防风　白术（十分）　桔梗（八分）　人参　茯苓
当归　川芎　干姜　桂枝　细辛　牡蛎　矾石（三分）

上末，用温酒调方寸匕，服二十日，日三；再冷食，服四十日，共六十日止，则药积腹中不下，热食即下矣。

此手太阴、少阴、足厥阴药也。菊花秋生，得金水之精，能制火而平木，木平则风息，火降以清收，故以为君；防风、细辛以祛风，当归、川芎以养血，人参、白术以补气，黄芩以清肺热，桔梗以利膈气，茯苓通心气而行脾湿，姜、桂助阳分而达四肢，牡蛎、白矾酸敛涩收，又能化顽痰；加酒服者，以行药势也。

[附]

《金匮》风引汤

大黄　干姜　龙骨（各四两）　桂枝（三两）　甘草　牡蛎（各二两）
滑石　石膏　寒水石　赤石脂　白石脂　紫石英（各六两）

杵筛，取三指撮，煮三沸，温服。治大人风引瘫痪，小儿惊痫瘈疭，日数十发。巢氏用治脚气。

大秦艽汤 （搜风活血降火）

治中风，手足不能运掉，舌强不能言语，风邪散见，不拘一经者。

秦艽　石膏（三两）　当归（酒洗）　白芍（酒炒）　川芎　生地（酒洗）　熟地　白术（土炒）　茯苓　甘草（炙）　黄芩（酒炒）　防风　羌活　独活　白芷（一两）　细辛（五钱）

每服一两。雨湿，加生姜；春夏，加知母；心下痞，加枳壳。

此六经中风轻者之通剂也。以秦艽为君者，祛一身之风也；以石膏为臣者，散胸中之火也；羌活散太阳之风，白芷散阳明之风，川芎散厥阴之风，细辛、独活散少阴之风，防风为风药卒徒，随所引而无所不至者也。大抵内伤必因外感而发，诸药虽云搜风，亦兼发表，风药多燥，表药多散，故疏风必先养血，而解表亦必固里。当归养血，生地滋血，芎䓖活血，芍药敛阴和血，血活则风散而舌本柔矣。又，气能生血，故用白术、茯苓、甘草补气以壮中枢，脾运湿除，则手足健矣。又，风能生热，故用黄芩清上，石膏泻中，生地凉下，以共平逆上之火也。

[附]

易老天麻丸

天麻（祛风）　牛膝（强筋）　萆薢（祛风湿，强筋骨）　玄参（壮水制火，六两）　杜仲（七两，使筋骨相著）　当归（十两，和血）　生地（一斤，益真阴）　羌活（十两，去骨节风）　附子（炮，一两，行经）

蜜丸。一方有独活五两。

三生饮 （卒中）

治中风，卒然昏愦，不省人事，痰涎壅盛，语言謇涩等证。

生南星（一两）　生川乌（去皮）　生附子（去皮，五钱）　木香（二钱）

每服一两，加人参一两煎。

此足太阴、阳明、厥阴、手少阳药也。南星辛烈，散风除痰；附子猛峻，温脾逐寒；乌头轻疏，温脾逐风。三药通行经络，无所不至，皆用生者，取其力峻而行速也。重加人参，所以扶其正气；少佐木香，所以行其逆气也。

地黄饮子 （风痱）

治中风，舌喑不能言，足废不能行，此少阴气厥不至，名曰风痱，急当温之。

熟地黄　巴戟（去心）　山茱萸　肉苁蓉（酒浸）　附子（炮）　官桂　石斛　茯苓　石菖蒲　远志　麦冬　五味子

等分，每服五钱，入薄荷少许，姜、枣煎服。

此手足少阴、太阴、足厥阴药也。熟地以滋根本之阴，巴戟、苁蓉、官桂、附子以返真元之火，石斛安脾而秘气，山茱温肝而固精，菖蒲、远志、茯苓补心而通肾脏，麦冬、五味保肺以滋水源，使水火相交，精气渐旺，而风火自息矣。

顺风匀气散 （㖞斜不遂）

治中风，半身不遂，口眼㖞斜。

白术（二钱）　乌药（钱半）　人参　天麻（五分）　白芷　苏叶　木瓜　青皮　甘草（炙）　沉香（磨，三分）

加姜煎。

此足厥阴、阳明药也。邪之所凑，其气必虚，偏枯㖞僻，或左或右，盖血脉不周而气不匀也。天麻、苏、芷以疏风气，乌药、青、沉以行滞气，参、术、炙草以补正气，疏之行之补之而气匀矣，气匀则风顺矣；用木瓜者，能于土中泻木，调荣卫而伸筋也。

豨莶丸 （风痹）

治中风喎僻，语言謇涩，肢缓骨痛；及风痹走痛，或十指麻木，肝肾风气、风湿诸疮。

豨莶草

以五月五日、七月七日、九月九日采者佳，不拘多少，拣去粗茎，留枝、叶、花、实，酒拌，蒸晒九次，蜜丸。

此足少阴、厥阴药也。豨莶能祛风散湿，行大肠之气，加以酒蒸蜜丸，气味清和，故能补肝润肾，益气强筋。然风药终燥，若风痹由于脾肾两虚，阴血不足，不由风湿而得者，亦忌服之。

牵正散 （牵风）

治中风，口眼喎斜，无他证者。

白附子　僵蚕　全蝎

等分，为末，每二钱，酒调服。

此足阳明、厥阴药也。吴鹤皋曰：芜、防之属，可以驱外风，而内生之风非其治也；星、夏之属，可以除湿痰，而风虚之痰非其治也。三药疗内生之风，治虚热之痰，得酒引之，能入经而正口眼。又曰：白附辛可祛风，蚕、蝎咸能软痰，辛中有热，可使从风；蚕、蝎有毒，可使破结。药有用热以攻热，用毒以攻毒者，《大易》所谓"同气相求"，《内经》所谓"衰之以其属"也。

［附］

改容膏

蓖麻子（一两）　冰片（三分）

共捣为膏。寒月加干姜、附子各一钱。左喎贴右，右喎贴左，即正。或用鳝鱼血，或用蜗螂捣敷亦良。盖三物皆追风拔毒之品也。

如圣饮 （刚柔二痉）

治刚柔二痉，面赤项强，头摇口噤，角弓反张，与瘈疭同法。

羌活　防风　白芷　柴胡　甘草　黄芩　半夏　川芎　芍药　当归　乌药

加姜煎，入姜汁、竹沥服。柔痉，加白术、桂枝；刚痉，加苍术、麻黄；口噤咬牙，大便实，加大黄。

此足太阳、厥阴药也。羌、防、芎、芷、柴胡、甘草辛甘以发散风邪；用乌药者，治风须顺气也；用归、芍者，治风先活血也；用半夏、竹沥、姜汁者，风必挟痰也；用黄芩者，风必生热也。柔痉，加白术、桂枝，有汗，欲其无汗；刚痉，加苍术、麻黄，无汗，欲其有汗。口齿属阳明，阳明实则口噤咬牙而便秘，故加大黄以泄胃热也。

独活汤 （瘈疭昏愦）

治风虚瘈疭，昏愦不觉，或为寒热。

独活　羌活　防风　细辛　桂心　白薇　当归　芎䓖　半夏　人参　茯神　远志　菖蒲 （五钱）　甘草 （炙，二钱半）

每服一两，加姜、枣煎。

此手少阴、足厥阴药也。肝属风木而主筋，故瘈疭为肝邪，肝欲散，急食辛以散之。二活、防风祛风，细辛、桂心温经，半夏除痰，芎、归辛散风而温和血，血活则风散，辛以散之，即辛以补之也；心为肝子，肝移热于心则昏愦，故以人参补心气，菖蒲开心窍，茯神、远志安心神；白薇咸寒退热而治厥，使风静火息，血活神守，而瘈疭自已矣。

活络丹 （湿痰死血）

治中风，手足不仁，日久不愈，经络中有湿痰死血，腿臂间忽有一二点痛。

川乌 （炮，去脐、皮）　草乌 （炮，去皮）　胆星 （六两）　地龙 （即蚯蚓，洗，焙干）　乳香 （去油）　没药 （另研，三两三钱）

酒丸，酒下。

此足太阴、厥阴药也。吴鹤皋曰：胆星辛烈，所以燥湿痰；二乌辛热，所以散寒湿；蚯蚓湿土所生，欲其引乌、星直达湿痰所结之处，《大易》所谓同气相求也；风邪注于肢节，久则血脉凝聚不行，故用乳香、没药以消瘀血。

消风散 （风热）

治风热上攻，头目昏痛，项背拘急，鼻嚏声重；及皮肤顽麻，瘾疹瘙痒，妇人血风。

荆芥　陈皮（去白）　厚朴（姜汁炒）　甘草（炙，五钱）　防风　羌活　藿香　僵蚕（洗，炒）　蝉蜕　川芎　茯苓　人参（二两）

为末，每服三钱，茶汤下；疮癣，酒下。

此足太阳、手太阴药也。羌、防、荆、芎之辛浮，以治头目项背之风；僵蚕、蝉蜕之清扬，以去皮肤之风；藿香、厚朴以去恶散满；参、苓、甘、橘以辅正调中，使风邪无留壅也。

清空膏 （头风头痛）

治正偏头痛，年深不愈；及风湿热上壅头目及脑，苦痛不止。

黄芩（酒炒）　黄连（酒炒）　羌活　防风（一两）　柴胡（七钱）
川芎（五钱）　甘草（炙，两半）

为末，每服三钱，茶调如膏，白汤送下。如少阴头痛，加细辛；太阴头痛，脉缓有痰，去羌活、防风、川芎、甘草，加半夏；如偏头痛，服之不愈，减羌活、防风、川芎一半，加柴胡一倍；如自汗发热，恶热而渴，此阳明头痛，只与白虎汤，加白芷。

此足太阳、少阳药也。头为六阳之会，其象为天，乃清空之位也，风寒湿热干之，则浊阴上壅而作实矣。羌、防入太阳，柴胡入少阳，皆辛轻上升，祛风胜湿之药；川芎入厥阴，为通阴阳血气之使；甘草入太阴，散寒而缓痛，辛甘发散为阳也；芩、连苦寒，以羌、防之属升之，则能去湿热于高巅之上矣。

胃风汤 （胃风）

治风冷乘虚，客于肠胃，飧泄注下，完谷不化；及肠风下血。又治风虚能食，牙关紧闭，手足瘛疭，肉瞤面肿，名曰胃风。

人参　白术（土炒）　茯苓　当归（酒炒）　川芎　芍药（酒炒）　桂（炒）

等分，加粟米百余粒，煎。

此足阳明、厥阴药也。胃风者，胃虚而风邪乘之也。风属肝木，能克脾土，故用参、术、茯苓以补脾气而益卫，当归、川芎以养肝血而调荣，芍药泄肝而能和脾，肉桂散风而能平木，故能住泄泻而疗风湿也。又曰：白术、茯苓能壮脾而除湿，川芎、肉桂能入血而驱风。

［附］

东垣胃风汤

升麻　白芷（一钱二分）　麻黄（不去节）　葛根（一钱）　柴胡　羌活　藁本　苍术　蔓荆　草蔻　黄柏　当归　炙草（各五分）

加姜枣煎，亦治胃风证。

上中下通用痛风丸 （痛风）

痛风有寒，有湿，有热，有痰，有血之不同，此为通治。

黄柏（酒炒）　苍术（泔洗）　南星（姜制，二两）　神曲（炒）　川芎　桃仁（去皮、尖，捣）　龙胆草（下行）　防己（下行）　白芷（一两）　羌活　威灵仙（酒拌上下行）　桂枝（三钱，横行）　红花（二钱）

面糊丸

此治痛风之通剂也。黄柏清热，苍术燥湿，龙胆泻火，防己行水，四者所以治湿与热也；南星燥痰散风，桃仁、红花活血去瘀，川芎为血中气药，四者所以治痰与血也；羌活祛百节之风，白芷祛头面之风，桂枝、威灵仙祛臂胫之风，四者所以治风也；加神曲者，所以消中州陈积之气也。疏风以宣于上，泻热利湿以泄于下，活血燥痰消滞以调于中，所以能兼治而通用也。证不兼者，以意消息可矣。

史国公药酒方 （风痹）

治中风，语言謇涩，手足拘挛，半身不遂，痿痹不仁。

羌活　防风　白术（土炒）　当归（酒洗）　川牛膝（酒浸）　川草薢
杜仲（姜汁炒断丝）　松节（杵）　虎胫骨（酥炙）　鳖甲（醋炙）　晚蚕
砂（炒，二两）　秦艽　苍耳子（炒、槌碎，四两）　枸杞（五两）　茄根
（八两）

蒸熟，为粗末，绢袋盛，浸无灰酒三十斤，煮熟，退火毒，服，每日
数次，常令醺醺不断。

此足厥阴药也。防风、羌活、苍耳、秦艽、松节、茄根、蚕砂、草
薢，既以祛风，兼以燥湿；当归、枸杞、杜仲、牛膝，补阴润燥，养血荣
筋；白术补气而健脾；虎胫驱风而壮骨；鳖甲亦厥阴血分之药，能益阴血
而去肝风。风湿去，气血旺，则病除矣。

蠲痹汤 （风痹）

治中风，身体烦痛，项背拘急，手足冷痹，腰膝沉重，举动艰难。

黄芪（蜜炙）　当归（酒洗）　赤芍（酒炒）　羌活　防风　片子姜黄
（酒炒）　甘草（炙）

加姜枣煎。

此足太阳、厥阴药也。辛能散寒，风能胜湿，防风、羌活除湿而疏
风；气通则血活，血活则风散，黄芪、炙草补气而实卫；当归、赤芍活血
而和营，姜黄理血中之气，能入手足而祛寒湿也。

三痹汤 （风寒湿痹）

治气血凝滞，手足拘挛，风寒湿三痹。

人参　黄芪　茯苓　甘草　当归　川芎　白芍　生地黄　杜仲（姜汁
炒断丝）川牛膝　川续断　桂心　细辛　秦艽　川独活　防风

等分，加姜枣煎。

此足三阴药也。喻嘉言曰：此方用参、芪、四物一派补药，内加防

风、秦艽以胜风湿，桂心以胜寒，细辛、独活以通肾气。凡治三气袭虚而成痹患者，宜准诸此。

独活寄生汤 （风寒湿痹）

治肝肾虚热，风湿内攻，腰膝作痛，冷痹无力，屈伸不便。

独活 桑寄生（如无真者，以续断代之） 秦艽 防风 细辛 当归（酒洗） 芍药（酒炒） 川芎（酒洗） 熟地黄 杜仲（姜汁炒断丝） 牛膝 人参 茯苓 甘草 桂心

等分，每服四钱。

此足少阴、厥阴药也。独活、细辛入少阴，通血脉，偕秦艽、防风疏经升阳以祛风；桑寄生益气血，祛风湿，偕杜仲、牛膝健骨强筋而固下；芎、归、芍、地所以活血而补阴；参、桂、苓、草所以益气而补阳。辛温以散之，甘温以补之，使血气足而风湿除，则肝肾强而痹痛愈矣。

本方除独活、寄生，加羌活、续断，名羌活续断汤，治同。

沉香天麻丸 （惊风）

治小儿因惊发搐，痰多眼白，瘈瘲筋挛。

羌活（五钱） 独活（四钱） 沉香 益智仁 川乌（二钱） 附子（炮） 天麻 防风 半夏（三钱） 当归 甘草 僵蚕（钱半）

每服五钱，姜三片，煎。

此足厥阴药也。《宝鉴》曰：恐则气下，精怯而上焦闭，以羌活、独活苦温，引气上行，又入太阳为引，故以为君；天麻、防风辛温以散之，当归、甘草辛温以补气血之不足，又养胃气，故以为臣；乌、附、益智大辛温，行阳退阴，又治客寒犯胃；肾主五液，入脾为涎，以生姜、半夏燥湿行痰，沉香辛温体重气清，去怯安神，为使。

通顶散 （中风取嚏）

治初中风，不知人事，口噤不开。

藜芦 甘草（生用） 细辛 人参 川芎（一钱） 石膏（五钱）

为末，用一字，吹入鼻中，有嚏者，肺气未绝，可治。

此手太阴、少阴药也。吴鹤皋曰：中风不省人事，病已亟矣，非平药可以开其壅塞，故用藜芦与人参、细辛，取其相反而相用也；肺苦气上逆，故用石膏之重以坠之，甘草之平以缓之；芎蒡之用，取其清气利窍而已。

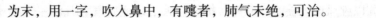

乌梅擦牙关方 （口噤）

治中风，口噤不开。

乌梅

揩擦牙龈，涎出即开。

此足阳明、厥阴药也。酸先入筋，木能克土，使牙关酸软则开矣。若以铁器搅之，恐伤其齿也。

祛寒之剂第十

寒中于表宜汗，寒中于里宜温。盖人之一身，以阳气为主，经曰：阳气者，若天与日，失其所，则折寿而不彰。寒者，阴惨肃杀之气也。阴盛则阳衰，迨至阳竭阴绝，则死矣。仲景著书，先从伤寒以立论，诚欲以寒病为纲而明其例也。其在三阳者，则用桂、麻、柴、葛之辛温以散之；其在三阴者，非假姜、附、桂、萸之辛热，参、术、甘草之甘温，则无以祛其阴冷之邪渗，而复其若天与日之元阳也。诸伤寒湿者，皆视此为治矣。

理中汤 （温中）

治伤寒太阴病，自利不渴，寒多而呕，腹痛粪溏，脉沉无力；或厥冷拘急，或结胸吐蛔；及感寒霍乱。

白术（东壁土炒，二两）　人参　干姜（炮）　甘草（炙，一两）

每服四钱。自利，腹痛者，加木香；不痛，利多者，倍白术；渴者，倍白术；蜷卧沉重，利不止，加附子；腹满，去甘草；呕吐，去白术，加半夏、姜汁；脐下动气，去术，加桂；悸，加茯苓；阴黄，加茵陈；寒结胸，加枳实。本方等分，蜜丸，名理中丸。

此足太阴药也。人参补气益脾，故以为君；白术健脾燥湿，故以为臣；甘草和中补土，故以为佐；干姜温胃散寒，故以为使。以脾土居中，故曰理中。

本方三两，加附子一枚，名附子理中汤，治中寒，腹痛身痛，四肢拘急。

本方加枳实、茯苓，蜜丸，名枳实理中丸，治寒实结胸欲绝，胸膈高起，手不可近，用大陷胸不瘥者。

本方去甘草，加茯苓、川椒、乌梅，名理中安蛔丸，治胃寒吐蛔。

本方加桂枝，倍甘草，名桂枝人参汤，治太阳表证不除而数下之，邪热而利，心下痞硬，表里不解者。

本方加黄连、茯苓，名连理汤，治伤暑湿而作泻。

本方加陈皮、茯苓，名补中汤，治泄泻。泻不已者，加附子；恶食，食不化，加砂仁。

本方加当归、白芍、陈皮、厚朴、川椒，入姜煎，名温胃汤，治忧思郁结，脾肺气凝，胀满上冲，饮食不下。

本方加黄芪、白芍、陈皮、藿香，名黄芪汤。

本方加青皮、陈皮，名治中汤，治前证腹满痞闷，兼食积者。

四逆汤 （阴证厥逆）

治三阴伤寒，身痛腹痛，下利清谷，恶寒不渴，四肢厥冷；或反不恶寒，面赤烦躁，里寒外热；或干呕，或咽痛，脉沉微细欲绝。

附子（一枚，生用）　干姜（一两）　甘草（炙，二两）

冷服。面赤者，格阳于上也，加葱九茎，以通阳；腹痛者，真阴不足也，加芍药二两，以敛阴；咽痛，阴气上结也，加桔梗一两，以利咽；利止，脉不出，加人参二两，以助阳，补气血；呕吐，加生姜二两，以散逆气。

此足少阴药也。寒淫于内，治以甘热，故以姜附大热之剂，伸发阳气，表散寒邪；甘草亦补中散寒之品，又以缓姜附之上僭也。必冷服者，寒盛于中，热饮则格拒不纳，经所谓"热因寒用"，又曰"治寒以热，凉而行之"是也。

本方加白术、大枣，名术附汤，治风湿相搏，身体烦疼；及中寒，发厥心痛。

本方除甘草，名干姜附子汤，治下后复汗，昼躁夜静，不呕不渴，无表证，脉沉微，无大热者。又治中寒厥逆，眩仆无汗，或自汗淋漓；及外热烦躁，阴盛格阳。

姜附汤加当归、肉桂，入蜜，和服，名姜附归桂汤；再加人参、甘草，名姜附归桂参甘汤，加姜煎。

本方除甘草，加葱四茎，名白通汤；再加人尿、猪胆汁，名白通加人尿猪胆汁汤。

本方加人参一两，名四逆加人参汤，治恶寒，脉微，复利，利止亡血；再加茯苓六两，名茯苓四逆汤，治汗下后，病不解，而烦躁。

本方除干姜，加芍药三两，名芍药甘草附子汤，治伤寒发汗不解，反恶寒者，虚故也。

本方除附子，用甘草四两、干姜二两，名甘草干姜汤，治伤寒脉浮自汗，小便数，心烦，微恶寒，脚挛急，用桂枝汤误攻其表，得之便厥，咽中干，烦躁吐逆，与此汤以复其阳；若厥愈足温者，更作芍药甘草汤，以和其阴，其脚即伸，芍药、甘草各四两。

本方加吴茱萸，名茱萸四逆汤，治厥阴、少阴腹痛。

本方加当归、木通，名当归四逆汤，治感寒手足厥冷，脉细欲绝；及男妇寒疝，脐下冷，引腰胯而痛。

本方加茵陈，名茵陈四逆汤，治阴黄。

本方加生脉散、陈皮，名回阳返本汤，治阴盛格阳。

本方加官桂、良姜、半夏，名浆水散，治虚寒水泻，冷汗脉微，甚者呕吐，此为急病。

当归四逆汤 （厥阴伤寒）

治厥阴伤寒，手足厥寒，脉细欲绝。

当归　桂枝　芍药　细辛（三两）　甘草（炙）　通草（即木通，二两）
大枣（二十五枚）

仲景又曰：其人素有久寒者，加吴茱萸二升、生姜半斤、酒六升，和煮，名四逆加吴茱萸生姜汤。

此足厥阴药也。成无己曰：脉者血之府也，诸血皆属于心，通脉者必先补心益血。苦先入心，当归之苦以助心血；心苦缓，急食酸以收之，芍药之酸以收心气；肝苦急，急食甘以缓之，大枣、甘草、通草以缓阴血。

四逆散 （阳证厥热）

治伤寒少阴证，阳邪入里，四逆不温，或咳，或悸，或小便不利，或腹中痛，或泄利下重。

柴胡　芍药（炒）　枳实（麸炒）　甘草（炙，等分）

为末，水调饮。咳，加五味子、干姜，并主下利；悸，加桂枝；小便不利，加茯苓；腹痛，加附子；泄利下重，加薤白。

此足少阴药也。伤寒以阳为主，若阳邪传里而成四逆，有阴进之象，又不敢以苦寒下之，恐伤其阳。经曰：诸四逆，不可下也。故用枳实泄结热，甘草调逆气，柴胡散阳邪，芍药收元阴，用辛苦酸寒之药以和解之，则阳气敷布于四末矣。此与少阳之用小柴胡意同。有兼证者，视加法为治。

真武汤 （散寒利水）

治少阴伤寒，腹痛，小便不利，四肢沉重疼痛，自下利者，此为有水气，或咳或呕，或小便利；又，太阳病发汗，汗出不解，仍发热，心悸头眩，筋惕肉瞤，振振欲擗地，气虚恶寒。

附子（一枚，炮） 白术（二两，炒） 茯苓 白芍（炒） 生姜（三两）

水寒相搏，咳者，加五味子、细辛、干姜；小便利，去茯苓；下利，去芍药，加干姜；呕，去附子，加生姜一倍。

此足少阴药也。茯苓、白术补土利水，能伐肾邪而疗心悸；生姜、附子回阳益卫，能壮真火而逐虚寒；芍药酸收，能敛阴和营而止腹痛。真武，北方之神，一龟一蛇，司水火者也。肾命象之，此方济火而利水，故以名焉。

本方去生姜，加人参二两，名附子汤，治少阴病，身体痛，手足寒，骨节痛，脉沉者；及少阴病，得之一二日，口中和，背恶寒者。

白通加人尿猪胆汁汤 （阴证厥逆）

治少阴病，下利，脉微者，与白通汤；利不止，厥逆无脉，干呕而烦。服此汤后，脉暴出者死，微续者生。

葱白（四茎） 干姜（一两） 附子（一枚，炮） 人尿（五合） 猪胆汁（一合）

腹痛者，真阴不足也，去葱，加芍药二两以敛阴；呕者，加生姜二两以散逆；咽痛者，加桔梗一两以利咽；利止，脉不出者，加人参二两以助阳。

此足少阴药也。葱白之辛以通阳气，姜、附之热以散阴寒，此白通汤也。服而不应者，乃阴盛格拒乎阳药，不能达于少阴，故加人尿、猪胆汁为引，取其与阴同类，苦入心而通脉，寒补肝而和阴，下咽之后，冷体既消，热性便发，性且不违，而致大益。经曰"逆而从之，从而逆之，正者正治，反者反治"，此之谓也。

［附］

葱熨艾灸法

治阴毒，手足逆冷，腹痛暴绝，服白通汤或四逆汤后，用葱一大握，以绳缠束，切去两头，留白寸许，以火炙热，安脐上；先将麝香半分填脐中，次放葱饼，用熨斗盛火熨，令热气从脐入腹，痛甚者连熨二三饼，身温有汗即瘥，否则不治。或用艾灸关元、气海各二三十壮，内外协攻，务令一时之内阴散阳回，得汗而解。或曰：用酽醋拌麸皮，炒熟，袋盛，蒸熨。以前法尤捷。

吴茱萸汤 （吐利寒厥）

治阳明证，食谷欲呕，若得汤反剧者，则属上焦；少阴证，吐利，手足厥冷，烦躁欲死；厥阴证，干呕，吐涎，头痛。

吴茱萸（一升，炮）　人参（三两）　大枣（十二枚）　生姜（六两）

此足厥阴、少阴、阳明药也。治阳明食谷欲呕者，吴茱、生姜之辛，以温胃散寒下气；人参、大枣之甘，以缓脾益气和中。喻嘉言曰：此明呕有太阳，亦有阳明。若食谷而呕，则属胃寒，与太阳之恶寒呕逆原为热证者不同，恐误以寒药治寒呕也。若服吴茱萸汤反剧者，则仍属太阳热邪，而非胃寒，明矣。若少阴证，吐利，厥逆，至于烦躁欲死，肾中之阴气上逆，将成危候，故用吴茱散寒下逆，人参、姜、枣助阳补土，使阴寒不得上下，温经而兼温中也。吴茱萸为厥阴本药，故又治肝气上逆，呕涎头痛。

本方加附子，名吴茱萸加附子汤，治寒疝腰痛，牵引睾丸，尺脉沉迟。

大建中汤 （中寒腹痛）

治心胸中大寒痛，呕不能饮食，腹中寒气上冲，皮起出见有头足，上下痛而不可触近者。

蜀椒（二合）　干姜（四两）　人参（二两）

煎，去渣，内饴糖一升，微煎，温服。

此足太阴、阳明药也。蜀椒辛热，入肺散寒，入脾暖胃，入肾命补火；干姜辛热，通心助阳，逐冷散逆；人参甘温，大补脾肺之气；饴糖甘能补土，缓可和中。盖人之一身，以中气为主，用辛辣甘热之药，温健其中脏，以大祛下焦之阴，而复其上焦之阳也。

十四味建中汤　（虚损阴斑）

治气血不足，虚损劳瘠，短气嗜卧，欲成劳瘵；及阴证发斑，寒甚脉微。

黄芪（蜜炙）　人参　白术（土炒）　茯苓　甘草（蜜炙）　半夏（姜制）　当归（酒洗）　白芍（酒炒）　熟地　川芎　麦冬　肉苁蓉　附子肉桂

加姜枣煎。

此足三阴、阳明气血药也。黄芪益卫壮气，补中首药；四君补阳，所以益气；四物补阴，所以养血。阴阳调和，则血气各安其位矣。半夏和胃健脾，麦冬清心润肺，苁蓉补命门相火之不足，桂、附引失守之火而归元。于十全大补之中而有加味，要以强中而戢外也。

本方除茯苓、白术、麦冬、川芎、熟地、苁蓉，名八味大建中汤，治同。

本方除川芎、熟地、白术、附子、苁蓉，加柴胡、细辛、陈皮，名乐令建中汤，治脏腑虚损，身体羸瘦，潮热自汗，将成劳瘵，大能退虚热，生气血。

小建中汤　（温中散寒）

治伤寒，阳脉涩，阴脉弦，腹中急痛；伤寒二三日，心悸而烦。通治虚劳悸衄，里急腹痛，梦遗失精，四肢酸痛，手足烦热，咽燥口干，虚劳黄疸。

桂枝　生姜（三两）　芍药（六两）　甘草（一两，炙）　大枣（十二

枚）

入饴糖一升，微火溶服。

此足太阴、阳明药也。《准绳》曰：脾居四脏之中，生育荣卫，通行津液，一有不调，则失所育所行矣。必以此汤温健中脏，故名建中。脾欲缓，急食甘以缓之，故以饴糖为君，甘草为臣。桂枝辛热，荣卫不足，润而散之；芍药酸寒，津液不通，收而行之，故以桂、芍为佐。生姜辛温，大枣甘温，辛甘相合，脾胃健而荣卫通，故以姜、枣为使。

本方加黄芪两半，名黄芪建中汤，治虚劳，诸不足；亦治伤寒汗后身痛，表虚恶寒，脉迟弱者。

白术附子汤 （风虚头眩）

治风虚，头重眩苦极，食不知味。用此暖肌，补中，益精气。

白术（二两）　甘草（一两）　附子（一枚，炮）

每服五钱，姜五片、枣一枚，煎。

此足太阴、少阴药也。喻嘉言曰：肾气空虚，外风入之，风挟肾中阴浊之气，厥逆上攻，头间重眩，极苦难耐；兼以脾虚，不知食味，此脾肾两虚，风已入脏。方中全不用风药，但用附子暖其水脏，白术暖其土脏，水土一暖，则浊阴之气尽趋于下，而二证自止，制方之义精矣。

本方加桂枝，不用姜、枣，名甘草附子汤，治风湿相搏，一身烦痛，汗出恶风，小便不利，或身微肿。

本方加官桂、川芎，名芎术除湿汤，治寒湿头痛眩运。

益元汤 （阴躁）

治面赤身热，不烦而躁，饮水不入口，名戴阳证。

附子（炮）　干姜　艾叶　黄连　知母　人参　麦冬　五味子　甘草

加姜、枣、葱白煎，入童便一匙，冷服。

此足少阴药也。附子、干姜、艾叶回阳之药，协以人参、甘草补其阳虚，退其阴火，所谓"甘温能除大热"也；黄连以折泛上之火，知母以滋在下之阴，以静其躁，盖阳无阴则孤阳无所附丽，故扶阳亦兼和阴也；麦冬、五味补肺清心，合人参以生其脉；加童便而冷服者，热因寒用也。

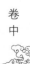

回阳救急汤 （三阴寒厥）

治三阴中寒初病，身不热，头不痛，恶寒战栗，四肢厥冷，引衣自盖，蜷卧沉重，腹痛吐泻，口中不渴，或指甲唇青，口吐涎沫，或无脉，或脉沉迟无力。

附子（炮）　干姜　肉桂　人参（五分）　白术　茯苓（一钱）　半夏　陈皮（七分）　甘草（二分）　五味子（九粒）

加姜煎，入麝三厘，调服。无脉，加猪胆汁，苦入心而通脉；泄泻，加升麻、黄芪；呕吐，加姜汁；吐涎沫，加盐炒吴茱萸。

此足三阴药也。寒中三阴，阴盛则阳微，故以附子、姜、桂辛热之药祛其阴寒，而以六君温补之药助其阳气，五味合人参可以生脉；加麝香者，通其窍也。

四神丸 （肾泻脾泻）

治肾泻、脾泻。

破故纸（四两，酒浸一宿，炒）　五味子（三两，炒）　肉豆蔻（三两，面裹煨）　吴茱萸（一两，盐汤炮）

用大枣百枚、生姜八两，切片同煮，枣烂去姜，取枣肉捣丸，每服二钱，临卧，盐汤下。

此足少阴药也。破故纸辛苦大温，能补相火以通君火，火旺乃能生土，故以为君；肉蔻辛温，能行气消食，暖胃固肠；五味咸能补肾，酸能涩精；吴茱辛热，除湿燥脾，能入少阴、厥阴气分而补火；生姜暖胃，大枣补土，所以防水。盖久泻皆由肾命火衰，不能专责脾胃，故大补下焦元阳，使火旺土强，则能制水而不复妄行矣。

本方单用破故纸、肉豆蔻，名二神丸，治同。

本方单用五味子、吴茱萸，名五味子散，治同。

本方除五味子、吴茱萸，加茴香（一两）、木香（五钱），姜煮，枣丸，亦名四神丸，治同。

感应丸 （寒积泻痢）

治新旧冷积泻痢等证。

木香　肉豆蔻　丁香（两半）干姜（炮）　百草霜（一两）　杏仁（一百四十粒，去皮、尖）　巴豆（七十粒，去心、皮、膜，研，去油）

巴豆、杏仁另研，同前药末和匀；用好黄蜡六两熔化，重绢滤去渣，好酒一升，于砂锅内煮数沸，候酒冷蜡浮，用清油一两，铫内熬熟，取蜡四两，同化成汁，就铫内和前药末，乘热拌匀，丸如豆大。每服三十丸，空心，姜汤下。

此手足阳明药也。肉蔻逐冷消食，下气和中；丁香暖胃助阳，宣壅除癖；木香升降诸气，和脾舒肝；杏仁降气散寒，润燥消积；炮姜能逐痼冷而散痞通关，巴豆善破沉寒而夺门宣滞，寒积深痼，非此莫攻；百草霜和中温散，亦能消积治痢，为佐也。

导气汤 （寒疝）

治寒疝疼痛。

川楝子（四钱）　木香（三钱）　茴香（二钱）　吴茱萸（一钱，汤泡）

长流水煎。

此足厥阴、少阴药也。川楝苦寒，能入肝舒筋，使无挛急之苦，又能导小肠膀胱之热从小水下行，为治疝之主药；木香升降诸气，通利三焦，疏肝而和脾；茴香能入肾与膀胱，暖丹田而祛冷气；吴茱萸入肝肾气分，燥湿而除寒。三者皆辛温之品，用以宣通其气，使小便下利，则寒去而湿除也。

天台乌药散 （小肠疝气）

治小肠疝气，牵引脐腹疼。

乌药　木香　茴香（盐炒）　良姜（炒）　青皮（五钱）　槟榔（二个）

川楝子（十个）　巴豆（七十一粒）

先以巴豆微打破，同川楝麸炒黑，去麸及巴豆，同余药为末，酒下一钱。

此足厥阴、手太阳药也。乌药散膀胱冷气，能消肿止痛；川楝导小肠邪热由小便下行；木香、青皮行气而平肝，良姜、茴香散寒而暖肾；槟榔性如铁石，能下水溃坚；巴豆斩关夺门，破血癥寒积。皆行气祛湿散寒之品也。

疝气方 （疝气疼痛）

吴茱萸　枳壳　栀子　唐球子（即山楂。俱炒用）　荔枝核（煅）

等分，为末，空心，长流水下二钱。

此足厥阴药也。吴茱入厥阴气分，温肝逐寒；山栀泻三焦火热由膀胱出，枳壳行气而破癥，山楂散瘀而磨积；荔枝双结，形类睾丸，能入肝肾，辟寒散滞，故假之以为引也。

橘核丸 （颓疝）

治四种颓疝。

橘核　川楝子　海藻　海带　昆布　桃仁（二两）　延胡索　厚朴
枳实　木通　桂心　木香（五钱）

酒糊丸，盐汤或酒下。

此足厥阴药也。疝病由于寒湿，或在气，或在血，证虽见乎肾，病实本乎肝。橘核、木香能入厥阴气分而行气；桃仁、延胡能入厥阴血分而活血；川楝、木通能导小肠、膀胱之热由小便下行，所以去湿；官桂能平肝暖肾，补肾命之火，所以祛寒；厚朴、枳实并能行结水而破宿血；昆布、藻、带咸润下而软坚，寒行水以泄热，同为散肿消坚之剂也。

清暑之剂第十一

暑为阳邪，心属离火，故暑先入心，从其类也。巳月六阳尽出于地上，此气之浮也。经曰：夏，气在经络；长夏，气在肌肉。表实者，里必虚；又，热则气泄。故经曰：脉虚身热，得之伤暑，外证头痛口干，面垢自汗，呕逆泄泻，少气倦怠，其大较也；有余证者，皆后传变也。伤暑，有兼伤风者，有兼伤寒者，有兼伤湿者，有兼伤食者；有冒暑饮酒，引暑入内者；有纳凉巨室，暑不得泄，反中入内者；有手足搐搦，名暑风者；有手足逆冷，名暑厥者；有昏不知人，为中暑者。洁古曰：中热为阳证，为有余；中暑为阴证，为不足。盖肺主气，夏月火盛灼金，则肺受伤而气虚，故多不足。凡中暑者，不可作中风治。

四味香薷饮 （散暑和脾）

治一切感冒暑气，皮肤蒸热，头痛头重，自汗肢倦，或烦渴，或吐泻。

香薷（一两）　厚朴（姜汁炒）　扁豆（炒，五钱）　黄连（姜炒，三钱）
冷服。

此手少阴、手足太阴、足阳明药也。香薷辛温香散，能入脾肺气分，发越阳气，以散皮肤之蒸热；厚朴苦温，除湿散满，以解心腹之凝结；扁豆甘淡，能消脾胃之暑湿，降浊而升清；黄连苦寒，能入心脾清热而除烦也。

本方除扁豆，名黄连香薷饮，治中暑热盛，口渴心烦，或下鲜血。

本方除黄连，名三物香薷饮，治伤暑呕逆泄泻；再加茯苓、甘草，名五物香薷饮，驱暑和中；再加木瓜，名六味香薷饮，治中暑湿盛；再加人参、黄芪、白术、陈皮，名十味香薷饮，治暑湿内伤，头重吐利，身倦神昏。

三物香薷饮，加羌活、防风，治中暑兼中风，僵仆搐搦；或再加黄芪、芍药。

三物香薷饮，加干葛，名香薷葛根汤，治暑月伤风咳嗽。

本方加茯神，治瘅疟。

本方用香薷、扁豆、厚朴、木瓜、甘草，加香附、陈皮、苍术、紫苏，名二香散，治外感、内伤，身热腹胀。

清暑益气汤 （清暑益气）

治长夏湿热炎蒸，四肢困倦，精神减少，胸满气促，身热心烦，口渴恶食，自汗身重，肢体疼痛，小便赤涩，大便溏黄，而脉虚者。

黄芪　人参　白术（炒）　苍术　神曲（炒）　青皮（麸炒）　陈皮（留白）　甘草（炙）　麦冬　五味　当归（酒炒）　泽泻　升麻　葛根

姜枣煎。

此手足太阴、足阳明药也。热伤气，参、芪益气而固表；湿伤脾，二术燥湿而强脾；火盛则金病而水衰，故用麦冬、五味以保肺而生津，用黄柏以泻热而滋水；青皮平肝而破滞，当归养血而和阴，神曲化食而消积；升葛解肌热而升清，泽泻泻湿热而降浊；陈皮理气，甘草和中。合之，以益气强脾，除湿清热也。

本方除青皮、泽泻、干葛，名黄芪人参汤，治暑伤元气，长夏倦怠，胸满自汗，时作头痛。

本方除白术、青皮、麦冬、五味，加茯苓、猪苓、柴胡、羌活、防风、连翘、知母，名补肝汤，治阴汗如水，阴冷如冰，脚痿无力。

生脉散 （保肺生脉）

治热伤元气，气短倦怠，口渴多汗，肺虚而咳。

人参　麦冬（五分）　五味子（七粒）

此手太阴、少阴药也。肺主气，肺气旺，则四脏之气皆旺；虚，故脉绝短气也。人参甘温，大补肺气，为君；麦冬甘寒，润肺滋水，清心泻热，为臣；五味酸温，敛肺生津，收耗散之气，为佐。盖心主脉，肺朝百脉，则气充而脉复，故曰生脉也。夏月炎暑，火旺克金，当以保肺为主。清晨服此，能益气而祛暑也。

本方加陈皮、炙甘草，名五味子汤；蒸饼为丸，名补气丸，治肺虚少气，咳嗽自汗。

本方加黄芪为君，甘草、桔梗为佐，名补气汤，治气虚，自汗怔忡；再加茯神、远志、木通，名茯神汤，治脉虚，咳则心痛，喉中介介或肿。

六一散 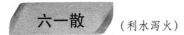 （利水泻火）

治伤寒、中暑，表里俱热，烦躁口渴，小便不通；泻痢，热疟，霍乱吐泻；下乳，滑胎，解酒食毒，偏主石淋。

滑石（六两）　甘草（一两）

为末，冷水或灯心汤调下。中寒者，加硫黄少许。

此足太阳、手太阴药也。滑石气轻能解肌，质重能清降，寒能泻热，滑能通窍，淡能行水，使肺气降而下通膀胱，故能祛暑住泻，止烦渴而行小便也；加甘草者，和其中气，又以缓滑石之寒滑也；加辰砂者，以镇心神而泻丙丁之邪热也。其数六一者，取"天一生水，地六成之"之义也。

本方加辰砂少许，名益元散；加薄荷少许，名鸡苏散；加青黛少许，名碧玉散，治同。

本方加红曲五钱，名清六丸，治赤痢；加干姜五钱，名温六丸，治白痢。

本方加生柏叶、生车前、生藕节，名三生益元散，治血痢。

本方加牛黄，治虚烦不得眠。

本方除甘草，加吴茱萸一两，名茱萸六一散，治湿热吞酸。

本方除滑石，加黄芪六两，大枣煎，热服，名黄芪六一散，治诸虚不足，盗汗消渴。

缩脾饮 （理脾清暑）

清暑气，除烦渴，止吐泻霍乱；及暑月酒食所伤。

砂仁　草果（煨，去皮）　乌梅　甘草（炙，四两）　扁豆（炒，研）
干葛（二两）

此足太阴、阳明药也。暑必兼湿，而湿属脾土，暑湿合邪，脾胃病矣，故治暑必先去湿。砂仁、草果辛香温散，利气快脾，消酒食而散湿；扁豆专解中宫之暑而渗湿，葛根能升胃中清阳而生津；乌梅清热解渴；甘草补土和中。

消暑丸 （利湿清暑）

治伏暑烦渴，发热头痛，脾胃不利。

半夏（一斤，醋五斤，煮干）　茯苓　甘草（生用，半斤）

姜汁糊丸，勿见生水，热汤下；有痰，生姜汤下。

此足太阴、太阳药也。长夏炎蒸，湿土司令，故暑必兼湿，证见便秘烦渴，或吐或利者，以湿胜则气不得施化也。此方不治其暑，专治其湿，用半夏、茯苓行水之药，少佐甘草以和其中；半夏用醋煮者，醋能开胃散水，敛热解毒也。使暑气、湿气俱从小便下降，则脾胃和而烦渴自止矣。《局方》取此名"消暑丸"，意甚深远。伤暑而发热头痛者，服此尤良。

本方一两，加黄连二钱，名黄连消暑丸，治伏暑烦渴而多热痰。

大顺散 （温中散暑）

治冒暑伏热，引饮过多，脾胃受湿，水谷不分，清浊相干，阴阳气逆，霍乱吐泻，脏腑不调。

干姜　桂　杏仁（去皮、尖）　甘草

等分，先将甘草用白砂炒，次入姜、杏，炒过，去砂，合桂为末，每服二钱。

此足太阳药也。夏月过于饮冷飧食，阳气不得伸越，故气逆而霍乱吐泻也。脾胃者，喜燥而恶湿，喜温而恶寒。干姜、肉桂散寒燥湿，杏仁、甘草利气调脾，皆辛甘发散之药，升伏阳于阴中，亦从治之法也。如伤暑无寒证者，不可执泥。

五苓散 （暑湿相搏）

治暑毒入心，发热大渴，小便不利；及暑湿相搏，自汗身重。渴者，去桂，加黄连。

人参白虎汤 （太阳中暑）

（方见泻火门）

治太阳中暍，身热汗出，足冷恶寒，脉微而渴。

竹叶石膏汤 （伤暑发渴）

（方见泻火门）

治伤暑发渴，脉虚。

利湿之剂第十二

湿为阴邪。经曰：地之湿气盛，则害皮肉筋脉。又曰：诸湿肿满，皆属于脾。湿者，土之气；土者，火之子。故湿每能生热，热亦能生湿，如夏热则万物润溽也。湿有自外感得者，坐卧卑湿，身受水雨也；有自内伤得者，生冷酒曲，纵欲无度，又脾虚、肾虚，不能防制也。有伤风湿者，有伤热湿者，有伤寒湿者，有伤暑湿者，有中湿而喎斜不遂，舌强语涩，昏不知人，状类中风者。湿在表在上，宜发汗；在里在下，宜渗泄；里虚者，宜实脾；挟风而外感者，宜解肌；挟寒而在半表半里者，宜温散。凡中湿者，不可作中风治。

五苓散 （利湿泻热）

治太阳病发汗后，大汗出，胃中干，烦躁不得眠，欲饮水者，少少与之，令胃气和则愈；若脉浮，小便不利，微热消渴者，此汤主之。及中风发热，六七日不解而烦，有表里证，渴欲饮水，水入即吐，名曰水逆。及伤寒痞满，服泻心汤不解，渴而烦躁，小便不利。通治诸湿腹满，水饮水肿，呕逆泄泻，水寒射肺，或喘或咳，中暑烦渴，身热头痛，膀胱积热，便秘而渴，霍乱吐泻，痰饮湿疟，身痛身重。

猪苓　茯苓　白术（炒，十八铢）　　泽泻（一两六铢半）　　桂（半两）

为末，每服三钱，服后多饮热水，汗出而愈。伤暑者，加朱砂、灯心煎。

此足太阳药也。太阳之热，传入膀胱之腑，故口渴而便不通。经曰"淡味渗泄为阳"，二苓甘淡，入肺而通膀胱，为君；"咸味涌泄为阴"，泽泻甘咸，入肾、膀胱，同利水道，为臣；益土所以制水，故以白术苦温，健脾去湿，为佐；"膀胱者，津液藏焉，气化则能出矣"，故以肉桂辛热为使，热因热用，引入膀胱以化其气，使湿热之邪皆从小水而出也。

本方去桂，名四苓散；本方加辰砂，名辰砂五苓散，并治小便不利。

本方加苍术，名苍桂五苓散，治寒湿。

本方加茵陈，名茵陈五苓散，治湿热发黄，便秘烦渴。

本方加羌活，名《元戎》五苓散，治中焦积热。

本方加石膏、滑石、寒水石，以清六腑之热，名桂苓甘露饮。

本方去桂、泽泻，名猪苓散，治呕吐，病在膈上，思饮水者。

本方单用肉桂、茯苓，等分，蜜丸，名桂苓丸，治冒暑烦渴，引饮过多，腹胀便赤。

本方单用泽泻（五两）、白术（二两），名泽泻汤，治心下支饮，常苦眩冒。

本方单用茯苓、白术，等分，名茯苓白术汤，治脾虚不能制水，湿盛泄泻；再加郁李仁，入姜汁服，名白茯苓汤，治水肿。

本方加川楝子，治水疝。

本方加人参，名春泽汤；再加甘草，亦名春泽汤，治无病而渴，与病瘥后渴者。

本方去桂，加苍术、甘草、芍药、栀子、黄芩、羌活，名二术四苓汤，能治表里湿邪，兼清暑热。

本方倍桂，加黄芪如术之数，治伤暑大汗不止。

本方加甘草、滑石、栀子，入食盐、灯草煎，名节庵导赤散，治热蓄膀胱，便秘而渴。如中湿发黄，加茵陈；水结胸，加木通。

本方合益元散，治诸湿淋沥；再加琥珀，名茯苓琥珀汤，治小便数而欠。

本方合平胃散，名胃苓汤，一名对金饮子，治中暑伤湿，停饮夹食，腹痛泄泻，及口渴便秘。

本方合黄连香薷饮，名薷苓汤，治伤暑泄泻。

本方合小柴胡汤，名柴苓汤，治泄泻发热口渴，疟疾热多寒少，口燥心烦。

以上三方，并加姜枣煎。

《深师》用本方治发白及秃落，术（一斤）、桂（半斤）、二苓、泽泻（各四两），更名茯苓术散。

猪苓汤 （利湿泻热）

治阳明病，脉浮发热，渴欲饮水，小便不通。少阴之腑，膀胱也。少阴病，下利六七日，咳而呕渴，心烦不得眠。通治湿热黄疸，口渴溺赤。

猪苓　茯苓　泽泻　滑石　阿胶（各一两）

此足太阳、阳明药也。热上壅则下不通，下不通，热益上壅；又，湿郁则为热，热蒸更为湿，故心烦而呕渴，便秘而发黄也。淡能渗湿，寒能胜热。茯苓甘淡，渗脾肺之湿；猪苓甘淡，泽泻咸寒，泻肾与膀胱之湿；滑石甘淡而寒，体重降火，气轻解肌，通行上下表里之湿；阿胶甘平润滑，以疗烦渴不眠。要使水道通利，则热邪皆从小便下降，而三焦俱清矣。吴鹤皋曰：以诸药过燥，故又加阿胶以存津液。

茯苓甘草汤 （水饮悸厥）

治伤寒水气乘心，厥而心下悸者，先治其水，却治其厥；不尔，水渍入胃，必作利也。亦治伤寒汗出不渴者。亦治膀胱腑咳，咳而遗溺。

茯苓　桂枝（二两）　甘草（一两）　生姜（三两）

此足太阳药也。淡能渗水，甘能宁心助阳，故用茯苓；辛能散饮，温能发汗解肌，故用姜、桂；益土可以制水，甘平能补气和中，故用甘草。

本方去生姜，加白术，名茯苓桂枝白术甘草汤，治伤寒吐下后，心下逆满，气上冲胸，起则头眩，脉沉紧，发汗则动经，身为振摇者。《金匮》用治心下有痰饮，胸胁支满，目眩。

小半夏加茯苓汤 （水饮痞眩）

治卒呕吐，心下痞，膈间有水，眩悸。

半夏（一升）　生姜（半斤）　茯苓（三两）

此足太阳、阳明药也。半夏、生姜行水气而散逆气，能止呕吐；茯苓宁心气而泄肾邪，能利小便。火因水而下行，则悸眩止而痞消矣。

本方除茯苓，名小半夏汤，治支饮，呕吐不渴；亦治黄疸。

本方除茯苓、生姜，加人参、白蜜，名大半夏汤，治反胃，食入即吐。

加味肾气丸 （水蛊下消）

治肾气大虚，肚腹胀大，四肢浮肿，喘急痰盛，小便不利，大便溏黄，已成蛊证；亦治消渴，饮一溲一。

熟地黄（四两）　茯苓（三两，乳拌）　山药（微炒）　丹皮（酒洗）山萸肉（酒润）　泽泻（酒浸）　川牛膝（酒浸）　车前子（微炒）　肉桂（一两）　附子（制熟，五钱）

蜜丸。

此足太阴、少阴药也。土为万物之母，脾虚则土不能制水而洋溢；水为万物之源，肾虚则水不安其位而妄行，以致泛滥皮肤肢体之间。因而攻之，虚虚之祸，不待言矣。桂附八味丸滋真阴而能行水，补命火因以强脾；加车前利小便，则不走气；加牛膝益肝肾，藉以下行。故使水道通，而肿胀已，又无损于真元也。

越婢汤 （风水）

治风水恶风，一身悉肿，脉浮不渴，续自汗出，无大热者。

麻黄（六两）　石膏（八两）　生姜（三两）　甘草（二两）　大枣（十二枚）

恶风者，加附子。

此足太阳药也。风水在肌肤之间，用麻黄之辛热以泻肺，石膏之甘寒以清胃；甘草佐之，使风水从毛孔中出；又以姜、枣为使，调和营卫，不使其太发散耗津液也。

防己黄芪汤 （风水诸湿）

治风水，脉浮身重，汗出恶风（解见前）；及诸风诸湿，麻木身痛。

防己　黄芪（一两）　白术（七钱半）　甘草（五钱，炙）

每服五钱，加姜枣煎。

腹痛，加芍药；喘，加麻黄；有寒，加细辛；气上冲，加桂枝；热肿，加黄芩；寒多掣痛，加姜、桂；湿盛，加茯苓、苍术；气满坚痛，加陈皮、枳壳、苏叶。

此足太阳、太阴药也。防己大辛苦寒，通行十二经，开窍泻湿，为治风肿、水肿之主药；黄芪生用达表，治风注肤痛，温分肉，实腠理；白术健脾燥湿，与黄芪并能止汗，为臣；防己性险而捷，故用甘草甘平以缓之，又能补土制水，为佐；姜、枣辛甘发散，调和荣卫，为使也。

本方去白术、姜、枣，加茯苓（为君）、桂枝，名防己茯苓汤，治水在皮肤，四肢聂聂而动，名皮水。

本方加人参（一两）、生姜（二两），防己、白术各增三倍，名防己汤，治风温脉浮，多汗身重。

肾著汤 （湿伤腰肾）

治伤湿身重，腹痛腰冷，不渴，小便自利，饮食如故，病属下焦；《宣明》用治胞痹，膀胱热痛，涩于小便，上为清涕。

干姜（炮）　茯苓（四两）　甘草（炙）　白术（炒，二两）

有寒者，加附子。《经心录》加肉桂、泽泻、杜仲、牛膝，治同。

此足太阴、太阳药也。干姜辛热以燥湿，白术苦温以胜湿，茯苓甘淡以渗湿，甘草甘平和中而补土。此肾病而皆用脾药，益土正所以制水也。

舟车丸 （阳水肿胀）

治水肿水胀，形气俱实。

黑牵牛（四两，炒）　大黄（二两，酒浸）　甘遂（面裹煨）　大戟（面裹煨）　芫花（醋炒）　青皮（炒）　橘红（一两）　木香（五钱）　轻粉（一钱）

水丸。

此足太阳药也。牵牛、大黄、大戟、芫花、甘遂皆行水之厉剂也，能通行十二经之水。然肿属于脾，胀属于肝；水之不行，由于脾之不运；脾之不运，由于木盛而来侮之，是以不能防水而洋溢也。青皮、木香疏肝泄肺而健脾，与陈皮均为导气燥湿之品，使气行则水行，脾运则肿消也。轻粉无窍不入，能去积痰，故少加之。然非实证，不可投。

本方减芫花、大戟、青皮、陈皮、木香，加芒硝、郁李仁，名浚川散，姜汤下五分，治同。

疏凿饮子 （阳水）

治遍身水肿，喘呼口渴，大小便秘。

羌活　秦艽　槟榔　商陆　椒目　大腹皮　茯苓皮　木通　泽泻　赤小豆

各等分，加姜皮煎。

此足太阳、手足太阴药也。外而一身尽肿，内而口渴便秘，是上下表里俱病也。羌活、秦艽解表疏风，使湿以风胜，邪由汗出而升之于上；腹皮、苓皮、姜皮辛散淡渗，所以行水于皮肤，以皮行皮；商陆、槟榔、椒目、赤豆去胀攻坚，所以行水于腹里；木通泻心肺之水，达于小肠；泽泻泻脾肾之水，通于膀胱。上下内外分消其热，亦犹神禹疏江凿河之意也。

实脾饮 （阴水）

治肢体浮肿，色悴声短，口中不渴，二便通利。

白术（土炒）　茯苓　甘草（炙）　厚朴（姜炒）　大腹皮　草豆蔻木香　木瓜　附子　黑姜

加姜枣煎。

此足太阴药也。脾虚，故以白术、苓、草补之；脾寒，故以姜、附、草蔻温之；脾湿，故以大腹、茯苓利之；脾满，故以木香、厚朴导之。然土之不足，由于木之有余，木瓜酸温，能于土中泻木，兼能行水，与木香同为平肝之品，使木不克土而肝和，则土能制水而脾实矣。经曰"湿胜则地泥"，泻水正所以实土也。

五皮饮 （皮肤水肿）

治水病肿满，上气喘急，或腰以下肿。

五加皮　地骨皮　茯苓皮　大腹皮　生姜皮

一方五加易陈皮。罗氏，五加易桑白皮，治病后脾肺气虚而致肿满。

此足太阳、太阴药也。五加祛风胜湿，地骨退热补虚，生姜辛散助阳水为阴邪，大腹下气行水，茯苓渗湿健脾，于散泻之中，犹寓调补之意。皆用皮者，水溢皮肤，以皮行皮也。

麦门冬汤 （上焦水）

治水溢高原，肢体皆肿。

麦门冬（五十枚，姜炒）　粳米（五十粒）

此手太阴药也。吴鹤皋曰：肺非无为也。饮食入胃，游溢精气，上输于脾，脾气散精，上归于肺，通调水道，下输膀胱。肺热则失其下降之令，以致水溢高原，淫于皮肤而为水肿。医罕明乎此，实脾导水，皆不能愈。故用麦冬清肺，开其下降之源；粳米益脾，培乎生金之母，此治病必求其本也。或问：此证何以辨之？曰：肢体皆肿，小腹不急，初起便有喘满，此其候也。

羌活胜湿汤 （湿气在表）

治湿气在表，头痛头重，或腰脊重痛，或一身尽痛，微热昏倦。

羌活　独活（一钱）　川芎　藁本　防风　甘草（炙，五分）　蔓荆子（三分）

如身重，腰中沉沉然，中有寒湿也，加酒洗防己、附子。

此足太阳药也。经曰"风能胜湿"，羌、独、防、藁、芎、蔓皆风药也；湿气在表，六者辛温升散，又皆解表之药，使湿从汗出，则诸邪散矣。若水湿在里，则当用行水渗泄之剂。

本方除独活、蔓荆、川芎、甘草，加升麻、苍术，名羌活除湿汤，治风湿相搏，一身尽痛。

本方除川芎，加黄芪、当归、苍术、升麻，名升阳除湿汤，治水疝肿大，阴汗不绝；再加麦芽、神曲、猪苓、泽泻，除当归、黄芪，亦名升阳除湿汤（东垣），治脾虚泻痢。

中满分消丸 （中满热胀）

治中满，鼓胀，气胀，水胀，热胀。

厚朴（炒，一两）　枳实（炒）　黄连（炒）　黄芩　半夏（姜制，五钱）　陈皮　知母（炒，四钱）　泽泻（三钱）　茯苓　砂仁　干姜（二钱）　姜黄　人参　白术（炒）　甘草（炙）　猪苓（一钱）

蒸饼丸，焙热服。

此足太阴、阳明药也。厚朴、枳实行气而散满，二药兼能破宿血；黄连、黄芩泻热而消痞，姜黄、砂仁暖胃而快脾；干姜益阳而燥湿，陈皮理气而和中，半夏行水而消痰；知母治阳明独胜之火，润肾滋阴；苓、泻泻脾肾妄行之水，升清降浊；少加参、术、苓、草以补脾胃，使气运则胀消也。

中满分消汤 （中满寒胀）

治中满，寒胀，寒疝，二便不通，四肢厥逆，食入反出，腹中寒，心下痞，下虚阴躁，奔腾不收。

川乌　干姜　毕澄茄　生姜　黄连　人参　当归　泽泻　青皮　麻黄　柴胡（二钱）　吴茱萸　草蔻仁　厚朴　黄芪　黄柏（五分）　益智仁　木香　半夏　茯苓　升麻（三分）

热服。

此足阳明、太阴药也。川乌、二姜、吴茱、澄茄、益智、草蔻除湿开郁，暖胃温肾，以祛其寒；青皮、厚朴以散其满，升麻、柴胡以升其清，茯苓、泽泻以泻其浊；人参、黄芪以补其中，陈皮以调其气，当归以和其血，麻黄以泄其汗，半夏以燥其痰；黄连、黄柏以去湿中之热，又热因寒用也。

大橘皮汤 （湿热胀满）

治湿热内攻，心腹胀满，小便不利，大便滑泻，及水肿等证。

滑石（六钱）　甘草（一钱）　赤茯苓（一钱）　猪苓　泽泻　白术（土炒）　桂（五分）　陈皮（钱半）　木香　槟榔（三分）

加姜煎，每服五钱。

此足太阳药也。赤茯、猪苓、泽泻泻火行水，白术补脾，肉桂化气，此五苓散也；滑石清热利湿，甘草泻火调中，此六一散也；湿热内甚，故加槟榔峻下之药，陈皮、木香行气之品，使气行则水行，以通小便而实大便也。

茵陈蒿汤 （湿热阳黄）

治伤寒阳明病，但头汗出，腹满口渴，二便不利，湿热发黄，脉沉实者。

茵陈（六两）　大黄（二两，酒浸）　栀子（十四枚，炒）

此足阳明药也。成无己曰：小热，凉以和之；大热，寒以彻之。发黄者，湿热甚也，非大寒不能彻其热，故以茵陈为君，栀子为臣，大黄为佐，分泄前后，则腹得利而解矣。

本方大黄易黄连，名茵陈三物汤，治同。

本方加厚朴、枳实、黄芩、甘草，入生姜、灯草煎，名茵陈将军汤，治同。

本方去栀子、大黄，加附子、干姜，治寒湿阴黄。

八正散 （湿热便秘）

治湿热下注，咽干口渴，少腹急满，小便不通，或淋痛尿血，或因热为肿。

车前子　木通　瞿麦　萹蓄　滑石　甘草梢　栀子（炒黑）　大黄

加灯草煎。一方加木香，取其辛能利气，温能化气也。

此手足太阳、手少阳药也。木通、灯草清肺热而降心火，肺为气化之源，心为小肠之合也；车前清肝热而通膀胱，肝脉络于阴器，膀胱津液之府也；瞿麦、萹蓄降火通淋，此皆利湿而兼泻热者也；滑石利窍散结，栀子、大黄苦寒下行，此皆泻热而兼利湿者也；甘草合滑石为六一散，用梢者取其径达茎中，甘能缓痛也。虽治下焦，而不专于治下，必三焦通利，水乃下行也。

萆薢分清饮 （湿热淋浊）

治阳虚白浊，小便频数，漩白如油，名曰膏淋。

川萆薢　石菖蒲　乌药　益智仁（等分）　甘草梢（减半）

入盐，食前服。一方加茯苓。

此手足少阴、足厥阴、阳明药也。萆薢能泄阳明、厥阴湿热，去浊而厘清；乌药能疏邪逆诸气，逐寒而温肾；益智脾药，兼入心肾，固肾气而散结；石菖蒲开九窍而通心，甘草梢达茎中而止痛；使湿热去而心肾通，则气化行而淋浊止矣。此以疏泄而为禁止者也。

琥珀散 （湿热诸淋）

治气淋，血淋，膏淋，砂淋。

滑石（二钱） 琥珀 木通 萹蓄 木香 当归 郁金（炒，一钱）

为末服。

此手足少阴、太阳药也。滑石滑可去著，利窍行水；萹蓄苦能下降，利便通淋；琥珀能降肺气，通于膀胱；木通能泻心火，入于小肠；血淋由于血乱，当归能引血归经；气淋由于气滞，木香能升降诸气；诸淋由心肝火盛，郁金能凉心散肝，下气而破血也。

防己饮 （湿热脚气）

治脚气，足胫肿痛，憎寒壮热。

防己 木通 槟榔 生地（酒炒） 川芎 白术（炒） 苍术（盐炒）

黄柏（酒炒） 甘草梢 犀角

食前服。

热，加黄芩；时令热，加石膏。肥人有痰，加竹沥、姜汁，或南星；大便秘，加桃仁、红花；小便赤涩，加牛膝，或木瓜、薏苡。

此足太阳药也。防己行水疗风，泻下焦之湿热；槟榔攻坚利水，坠诸药，使下行；木通降心火，由小便出；草梢泄脾火，径达肾茎；黄柏、生地滋肾阴，而凉血解热；苍白二术燥脾湿，而运动中枢；肿由血郁，川芎行血中之气；痛由肝实，犀角凉心而清肝。合之，清热利湿，消肿止痛也。

当归拈痛汤 （湿热诸病）

治湿热相搏，肢节烦痛，肩背沉重，或遍身疼痛；或脚气肿痛，脚膝生疮，脓水不绝；及湿热发黄，脉沉实紧数动滑者。

茵陈（酒炒）　羌活　防风　升麻　葛根　苍术　白术　甘草（炙）

黄芩（酒炒）　苦参（酒炒）　知母（酒炒）　当归　猪苓　泽泻

空心服。一方加人参。

此足太阳、阳明药也。原文曰：羌活透关节，防风散留湿，为君；升、葛味薄引而上行，苦以发之；白术甘温和平，苍术辛温雄壮，健脾燥湿，为臣；湿热相合，肢节烦痛，苦参、黄芩、知母、茵陈苦寒以泄之，酒炒以为因用；血壅不流则为痛，当归辛温以散之；人参、甘草甘温补养正气，使苦寒不伤脾胃；治湿不利小便，非其治也，猪苓、泽泻甘淡咸平，导其留饮，为佐。上下分消其湿，使壅滞得宣通也。

禹功散 （寒湿水疝）

治寒湿水疝，阴囊肿胀，大小便不利。

黑牵牛（四两）　茴香（一两，炒）

为末，每一钱，姜汁调下。或加木香一两。

此足少阴、太阳药也。牵牛辛烈，能达右肾命门，走精隧，行水泄湿，兼通大肠风秘、气秘；茴香辛热温散，能暖丹田，祛小肠冷气，同入下焦，以泄阴邪也。

升阳除湿防风汤 （除湿升阳）

治大便闭塞，或里急后重，数至圊而不能便，或有白脓，或血。慎勿利之，利之则必至重病，反郁结而不通矣。以此汤升举其阳，则阴自降矣。

苍术（泔浸，四钱）　防风（二钱）　茯苓　白术　芍药（一钱）

如胃寒泄泻肠鸣，加益智仁、半夏各五分，姜枣煎。

此足太阴、阳明药也。苍术辛温燥烈，升清阳而开诸郁，故以为君；白术甘温，茯苓甘淡，佐之以健脾利湿；防风辛温胜湿而升阳，白芍酸寒敛阴而和脾也。

润燥之剂第十三

经曰"诸涩枯涸，干劲皴揭，皆属于燥"，乃肺与大肠阳明燥金之气也。金为生水之源，寒水生化之源绝，不能溉灌周身，荣养百骸，故枯槁而无润泽也。或因汗下亡津，或因房劳虚竭，或因服饵金石，或因浓酒厚味，皆能助狂火而损真阴也。燥在外则皮肤皴揭，在内则津少烦渴，在上则咽焦鼻干，在下则肠枯便秘，在手足则痿弱无力，在脉则细涩而微，皆阴血为火热所伤也。治宜甘寒滋润之剂，甘能生血，寒能胜热，润能去燥，使金旺而水生，则火平而燥退矣。《素问》曰：燥乃阳明秋金之化。经曰：金水者，生成之终始。又曰：水位之下，金气承之。盖物之化从于生，物之成从于杀，造化之道，生杀之气，犹权衡之不可轻重也。生之重，杀之轻，则气弹散而不收；杀之重，生之轻，则气敛涩而不通。敛涩则伤其分布之政，不惟生气不得升，而杀气亦不得降。经曰：逆秋气，则太阴不收，肺气焦满。

琼玉膏 （干咳）

治干咳嗽。

地黄（四斤）　茯苓（十二两）　人参（六两）　白蜜（二斤）

先将地黄熬汁，去渣，入蜜，炼稠，再将参、苓为末，和入，磁罐封，水煮半日，白汤化服。臞仙加琥珀、沉香各五钱，自云奇妙。

此手太阴药也。地黄滋阴生水，水能制火；白蜜甘凉性润，润能去燥；金为水母，土为金母，故用参、苓补土生金，盖人参益肺气而泻火，茯苓清肺热而生津也。

炙甘草汤 （益血生津）

治伤寒脉结代，心动悸；及肺痿，咳唾多，心中温温液液者。《宝鉴》用治呃逆。

甘草（炙，四两）　生姜　桂枝（三两）　　人参　阿胶（蛤粉炒，二两）
生地黄（一斤）　麦冬（去心）　麻仁（半斤，研）　大枣（十二枚）

水、酒各半煎，内阿胶，烊化，服。

此手足太阴药也。人参、麦冬、甘草、大枣益中气而复脉，生地、阿胶助营血而宁心，麻仁润滑以缓脾胃，姜、桂辛温以散余邪，加清酒以助药力也。《圣济经》云：津液散为枯，五脏痿弱，营卫涸流，湿剂所以润之。麻仁、麦冬、阿胶、地黄之甘，润经益血，复脉通心也。

麦门冬汤 （降火利咽）

治火逆上气，咽喉不利。

麦门冬（七升）　半夏（一升）　人参（三两）　甘草（二两）　大枣
（十二枚）　粳米（三合）

此手太阴、足阳明药也。喻嘉言曰：此胃中津液干枯，虚火上炎之证，用寒凉药而火反升，徒知与火相争，知母、贝母屡施不应，不知胃者肺之母气也。仲景于麦冬、人参、粳米、甘草、大枣大补中气，大生津液队中，增入半夏之辛温一味，用以利咽下气。此非半夏之功，实善用半夏之功，擅古今未有之奇矣。

活血润燥生津汤 （内燥）

治内燥津液枯少。

当归　白芍　熟地黄（一钱）　天冬　麦冬　栝蒌（八分）　桃仁
（研）　红花（五分）

此手太阴、足厥阴药也。归、芍、地黄滋阴可以生血，栝蒌、二冬润燥兼能生津；桃仁、红花活血又可润燥，分用各有专能，合用更互相济。

清燥汤 （清金润燥）

治肺金受湿热之邪，痿躄喘促，胸满少食，色白毛败，头眩体重，身痛肢倦，口渴便秘。

黄芪（钱半）　苍术（炒，一钱）　白术（炒）　陈皮　泽泻（五分）

人参　茯苓　升麻（三分）　当归（酒洗）　生地黄　麦冬　甘草（炙）
神曲（炒）　黄柏（酒炒）　猪苓（二分）　柴胡　黄连（炒，一分）　五味
子（九粒）

每服五钱。

此手足太阴、阳明药也。肺属辛金而主气，大肠属庚金而主津，燥金
受湿热之邪，则寒水生化之源绝，源绝则肾水亏，而痿躄诸症作矣。金
者，水之母也；气者，水之源也。黄芪益元气而实皮毛，故以为君；二
术、参、苓、甘、橘、神曲健脾燥湿，理气化滞，所以运动其土，土者金
之母也；麦冬、五味保肺以生津，当归、生地滋阴而养血，黄柏、黄连燥
湿而清热，升麻、柴胡所以升清，猪苓、泽泻所以降浊，使湿热从小便
出，则燥金肃清。肺为高清之脏，水出高源，而诸证平矣。

滋燥养荣汤 （血虚风燥）

治火烁肺金，血虚外燥，皮肤皱揭，筋急爪枯，或大便风秘。
当归（酒洗，二钱）　生地黄　熟地黄　白芍（炒）　黄芩（酒炒）
秦艽（一钱）　防风　甘草（五分）

此手太阴、足厥阴药也。前证为血虚而水涸，当归润燥养血，为君；
二地滋肾水而补肝，芍药泻肝火而益血，为臣；黄芩清肺热，能养阴退
阳；艽、防散肝风，为风药润剂；又，秦艽能养血荣筋，防风乃血药之
使；甘草甘平泻火，入润剂则补阴血，为佐使也。

搜风顺气丸 （风秘气秘）

治中风，风秘，气秘，便溺阻隔，遍身虚痒，脉来浮数；亦治肠风下
血，中风瘫痪。
大黄（九蒸九晒，五两）　大麻仁　郁李仁（去皮）　山药（酒蒸）　山
茱肉　车前子　牛膝（酒蒸，二两）　菟丝子（酒洗）　独活　防风　槟榔
枳壳（麸炒，一两）

蜜丸。

此手足阳明药也。大黄苦寒峻猛，能下燥结而祛瘀热，加以蒸晒则性
稍和缓，故以为君；麻仁滑利，李仁甘润，并能入大肠而润燥通幽；车前

利水，牛膝下行，又能益肝肾而不走元气；燥本于风，独活、防风之辛以润肾而搜风；滞由于气，枳壳、槟榔之苦以破滞而顺气；数药未免攻散，故又用山药益气固脾，山茱温肝补肾，菟丝益阳强阴，以补助之也。

润肠丸 （风秘血秘）

治肠胃有伏火，大便秘涩，全不思食，风结血结。

大黄　归尾　羌活（五钱）　桃仁（研）　大麻仁（去壳，一两）

蜜丸。一方有防风。风湿，加秦艽、皂角子（烧存性用）。

此手足阳明药也。归尾、桃仁润燥活血，羌活搜风散邪，大黄破结通幽，麻仁滑肠利窍。血和风疏，肠胃得润，则自然通利矣。

本方加防风、皂角仁、蜜丸，名活血润燥丸，治同。

本方去羌活，加升麻、红花、生熟二地，名润燥汤，治同。

又方，大黄煨熟，当归酒浸，枳实炒，等分，蜜丸，亦名润肠丸，治痔病，肛门燥涩。

通幽汤 （噎塞便秘）

治幽门不通，上冲吸门，噎塞不开，气不得下，大便艰难，名曰下脘不通，治在幽门。

当归身　升麻　桃仁（研）　红花　甘草（炙，一钱）　生地黄　熟地黄（五分）或加槟榔末五分。

本方加大黄、麻仁，名当归润肠汤，治同。

此手足阳明药也。当归、二地滋阴以养血，桃仁、红花润燥而行血，槟榔下坠而破气滞；加升麻者，天地之道，能升而后能降，清阳不升则浊阴不降，经所谓"地气上为云，天气下为雨"也。

韭汁牛乳饮 （翻胃血燥）

治胃脘有死血，干燥枯槁，食下作痛，翻胃便秘。

韭菜汁　牛乳

等分，时时呷之。有痰阻者，加姜汁。本方去牛乳，加陈酒，治血膈。

此足阳明药也。韭汁辛温，益胃消瘀；牛乳甘温，润燥养血。瘀去则胃无阻，血润则大肠通，而食得下矣。

黄芪汤 （生津去燥）

治心中烦躁，不生津液，不思饮食。

黄芪　熟地黄　芍药　五味子　麦冬（三两）　天冬　人参　甘草（三钱）　茯苓（一两）

每服三钱，加乌梅、姜、枣煎。

此手足太阴药也。黄芪、人参补气，熟地、芍药补血，乌梅、五味敛耗生津，天冬、麦冬泻火补水，茯苓淡以利湿，甘草甘以和中。湿去气运，则脾和而思食，津生而燥退矣。

消渴方 （消渴）

治渴证胃热，善消水谷。

黄连　天花粉　生地汁　藕汁　牛乳

将黄连、花粉为末，调服；或加姜汁、蜂蜜，为膏，噙化。

此手足太阴、阳明药也。经曰：心移热于肺，传为膈消。火盛灼金，不能生水，故令燥渴。黄连苦寒以泻心火，生地大寒以生肾水，花粉、藕汁降火生津，牛乳补血润以去燥。火退燥除，津生血旺，则渴自止矣。

地黄饮子 （消渴烦躁）

治消渴烦躁，咽干面赤。

人参　黄芪（蜜炙）　甘草（炙）　生地黄　熟地黄　天冬　麦冬　枇杷叶（蜜炙）　石斛　泽泻　枳壳（麸炒）

等分，每服三钱。

此手足太阴、阳明药也。喻嘉言曰：此方生精补血，润燥止渴，佐以泽泻、枳壳疏导二腑，使小腑清利，则心火下降；心与小肠相表里，大腑流畅，则肺经润泽；肺与大肠相表里，宿热既除，其渴自止矣。

［附］

竹叶黄芪汤

淡竹叶　生地黄（二钱）　　当归　川芎　芍药　麦冬　黄芩（炒）　人参　黄芪　甘草　半夏　石膏（煅，各一钱）

治消渴，血气两虚，胃火盛而作渴。

白茯苓丸 （肾消）

治肾消，两腿渐细，腰脚无力。

茯苓　黄连　花粉　草薢　熟地黄　覆盆子　人参　玄参（一两）
石斛　蛇床子（七钱五分）　　鸡膍胵（三十具，即鸡肫皮，微炒）

蜜丸，磁石汤送下。

此足少阴药也。茯苓降心火而交肾，黄连清脾而泻心，石斛平胃热而涩肾，熟地、玄参生肾水，覆盆、蛇床固肾精，人参补气，花粉生津，草薢清热利湿。膍胵，鸡之脾也，能消水谷，通小肠、膀胱而止便数，善治膈消。磁石色黑入肾，补肾益精，故假之为使也。

桑白皮等汁十味煎 （久嗽肺痿）

治气嗽经久，将成肺痿，乍寒乍热，唾涕稠黏，喘息气上，唇口焦干；亦有唾血者，渐觉瘦悴，小便赤少，色败毛耸，此亦成蒸；及久嗽成肺痈，唾悉成脓，出无多少。

桑白皮（一升）　　地骨皮（三升，二味合煎，取汁三升）　　生地汁（五升）
生麦冬汁（二升）　　生葛根汁　竹沥（三升）　　生姜汁　白蜜枣膏（一升）
牛酥（三合）

以麦冬、生地、葛根、枣膏、竹沥、姜汁和煎，减半，再内桑皮、地骨汁和煎，三分减一，再入酥、蜜、枣膏，搅勿停手，煎如饴糖。夜卧时，取一胡桃大含之，稍加至鸡子大，或昼日丸服亦得。

此手太阴药也。桑皮泻肺行水，麦冬补肺生津，地骨退热除蒸，竹沥清痰养血，生姜祛寒而温胃，枣膏补土以生金，地黄汁、葛汁甘寒以除大热，白蜜、牛酥甘润以止久嗽也。

治久嗽方 （久嗽）

白蜜（一斤）　生姜（二斤，取汁）

先称铜铫知斤两讫，纳蜜、姜汁，微火熬，令姜汁尽，惟有蜜斤两在，则止。每含如枣大一丸，日三服。

此手太阴药也。白蜜滑能润肺，生姜辛能散寒。

猪膏酒 （筋极）

治过劳四肢，筋液耗竭，数数转筋，爪甲皆痛，不能久立，名曰筋极。

猪脂　姜汁（二升，熬取三升，再入酒）　酒（五合）

分三服。

此足厥阴药也。津竭筋枯，非草木之药卒能责效，猪膏润能养筋，姜汁辛能润燥，酒和血而性善行，取易达于四肢也。

本方除姜汁，加乱发煎，发消，药成，名猪膏发煎，治诸黄，令病从小便出。

本方除姜汁，加金银花，煮酒饮，治疮疥最良。

麻仁苏子粥 （产妇老人便秘）

治产后大便不通，及老人风秘。

大麻仁　紫苏子

等分，洗净，合研，再用水研，取汁煮粥啜。

此手阳明药也。麻仁阳明正药，滑肠润燥，利便除风；苏子兼走太阴，润肺通肠，和血下气。行而不峻，缓而能通，故老人、产妇气血不足者，所宜用也。

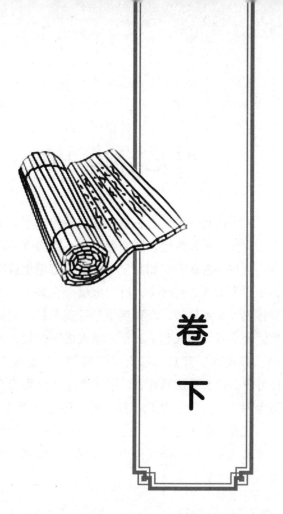

卷
下

泻火之剂第十四

火者，气之不得其平者也。五脏六腑，各得其平，则荣卫冲和，经脉调畅，何火之有？一失其常度，则冲射搏击，而为火矣。故丹溪曰：气有余便是火也。有本经自病者，如忿怒生肝火，劳倦生脾火之类是也；有五行相克者，如心火太盛必克肺金，肝火太盛必克脾土之类是也；有脏腑相移者，如肝移热于胆则口苦，心移热于小肠则淋秘之类是也；又有他经相移者，有数经合病者，相火起于肝肾，虚火由于劳损，实火生于亢害，燥火本乎血虚，湿火因于湿热，郁火出于遏抑；又有无名之火，无经络可寻，无脉证可辨，致有暴病暴死者。诸病之中，火病为多，不可以不加察也。有以泻为泻者，大黄、芒硝、连、栀、柏之类是也；有以散为泻者，羌、防、柴、葛升阳散火之类是也；有以滋为泻者，地黄、天冬、玄参、知母之类，壮水之主，以制阳气是也；有以补为泻者，参、芪、甘草泻火之圣药是也。

黄连解毒汤 （三焦实火）

治一切火热，表里俱盛，狂躁烦心，口燥咽干，大热干呕，错语不眠，吐血衄血，热甚发斑。

黄连　黄芩　黄柏　栀子

等分。

此手足阳明、手少阳药也。三焦积热，邪火妄行，故用黄芩泻肺火于上焦，黄连泻脾火于中焦，黄柏泻肾火于下焦，栀子通泻三焦之火从膀胱出。盖阳盛则阴衰，火盛则水衰，故用大苦大寒之药，抑阳而扶阴，泻其亢甚之火，而救其欲绝之水也。然非实热，不可轻投。

本方去栀子，名柏皮汤，治三焦实热；用粥丸，名三补丸，治三焦有火，嗌燥喉干，二便闭结，及湿痰夜热。

本方去芩、连，加甘草，名栀子柏皮汤，治伤寒发黄身热。

本方去黄柏、栀子，加酒浸大黄，名三黄泻心汤，治心下痞热，心气不足，吐血衄血。

大黄用酒蒸晒九次，蜜丸，名三黄丸，治三焦积热，头项肿痛，目赤口疮，心膈烦躁，大便秘结，小便赤涩，及消渴羸瘦。

本方加石膏、淡豉、麻黄，名三黄石膏汤。

本方水丸，名三黄金花丸，治中外诸热，寝汗咬牙，梦语惊悸，吐衄淋秘，劳嗽骨蒸。

本方加大黄，名栀子金花丸；去栀子，加大黄，名大金花丸，治略同。

附子泻心汤 （伤寒痞满）

治伤寒心下痞，而复恶寒汗出者。

大黄（二两）　黄连　黄芩（一两）　　附子（一枚，炮，去皮，破，别煮取汁）

此足太阳、手少阴药也。吴鹤皋曰：心下痞，故用三黄以泻痞；恶寒汗出，故用附子以固阳。非三黄，不能去痞热；无附子，恐三黄益损其阳。寒热并用，斯为有制之兵矣。

本方去附子，名三黄泻心汤；再去黄芩，名大黄黄连泻心汤，治伤寒心下痞，按之濡，关上脉浮。

半夏泻心汤 （伤寒虚痞）

治伤寒下之早，胸满而不痛者为痞，身寒而呕，饮食不下，非柴胡证。

半夏（半升）　黄连（一两）　黄芩　甘草（炙）　人参　干姜（三两）
大枣（十二枚）

此手少阴、足太阴药也。成氏曰：否而不泰为痞，苦先入心，泻心者必以苦，故以黄连为君，黄芩为臣，以降阳而升阴也；辛走气，散痞者必以辛，故以半夏、干姜为佐，以分阴而行阳也；欲通上下，交阴阳者，必和其中，故以人参、甘草、大枣为使，以补脾而和中，则痞热消，而大汗以解矣。

本方除人参，再加甘草（一两，合前四两），名甘草泻心汤，治伤寒中风，医反下之，下利，谷不化，腹中雷鸣，心下痞硬而满，干呕心烦，医

卷
下

复下之，其痞益甚，此非结热，但以胃虚，客气上逆，故使硬也。

本方加生姜四两，名生姜泻心汤，治汗解后，胃中不和，心中痞硬，干噫食臭，完谷不化，胁下有水气，腹中雷鸣下利。

本方除黄芩、大枣，加枳实、厚朴、麦芽、白术、茯苓，蒸饼糊丸，名枳实消痞丸。

白虎汤 （肺胃实热）

治伤寒，脉浮滑，表有热，里有寒；及三阳合病，脉浮大，腹满身重，难以转侧，口不仁而面垢，谵语遗尿，发汗则谵语，下之则头上生汗，手足逆冷，自汗出者。通治阳明病，脉洪大而长，不恶寒，反恶热，头痛自汗，口渴舌苔，目痛鼻干，不得卧，心烦躁乱，日晡潮热；或阳毒发斑，胃热诸病。

石膏（一斤）　知母（六两）　甘草（二两）　粳米（六合）

先煮石膏数十沸，味淡难出，再投药、米，米熟汤成，温服。

此足阳明、手太阴药也。热淫于内，以苦发之，故以知母苦寒为君；热则伤气，必以甘寒为助，故以石膏为臣；津液内烁，故以甘草、粳米甘平益气，缓之为使，不致伤胃。又，烦出于肺，躁出于肾，石膏清肺而泻胃火，知母清肺而泻肾火，甘草和中而泻心脾之火，或泻其子肺，或泻其母心，不专治阳明气分热也。

本方加人参三两，名人参白虎汤，治伤寒，渴欲饮水，无表证者；亦治伤寒无大热，口燥渴，心烦，背微恶寒者；亦治太阳中暍，身热汗出，恶寒足冷，脉微而渴；亦治火伤肺胃，传为膈消。

本方加苍术，名白虎，加苍术汤，治湿温，脉沉细者。

本方加桂枝，名桂枝白虎汤，治温疟，但热无寒，骨节疼痛，时呕。

本方加柴胡、黄芩、半夏，名柴胡石膏汤，治暑嗽喘渴。

本方除粳米，加人参，名化斑汤，治胃热发斑，脉虚者。

竹叶石膏汤 （肺胃虚热）

治伤寒解后，虚羸少气，气逆欲吐。亦治伤暑发渴，脉虚。

竹叶（二把）　石膏（一斤）　人参（三两）　甘草（炙，二两）　麦冬

（一升）　半夏（半升）　粳米（半升）

加姜煎。

此手太阴、足阳明药也。竹叶、石膏之辛寒，以泻余热；人参、甘草、麦冬、粳米之甘平，以益肺安胃，补虚生津；半夏之辛温，以豁痰止呕。故去热而不损其真，导逆而能益其气也。

又方：竹叶、石膏、木通、薄荷、桔梗、甘草，亦名竹叶石膏汤，治胃实火盛而作渴。

升阳散火汤　（火郁）

治肌热表热，四肢发热，骨髓中热，热如火燎，扪之烙手，此病多因血虚得之；及胃虚过食冷物，抑遏阳气于脾土，并宜服此。

柴胡（八钱）　防风（二钱五分）　葛根　升麻　羌活　独活　人参
白芍（五钱）　炙甘草（三钱）　生甘草（二钱）

每服五钱，加姜枣煎。

此手足少阳药也。柴胡以发少阳之火，为君；升葛以发阳明之火，羌、防以发太阳之火，独活以发少阴之火，为臣。此皆味薄气轻上行之药，所以升举其阳，使三焦畅遂，而火邪皆散矣。人参、甘草益脾土而泻热，芍药泻脾火而敛阴，且酸敛甘缓，散中有收，不致有损阴气，为佐使也。

本方除人参、独活，加葱白，名火郁汤，治同。

［附］

陶节庵升阳散火汤

人参　白术　茯神　甘草　陈皮　麦冬　当归　芍药　柴胡　黄芩
加姜枣，金器煎。
治伤寒叉手冒心，寻衣摸床，谵语昏沉，不省人事。

凉膈散　（上中二焦火）

治心火上盛，中焦燥实，烦躁口渴，目赤头眩，口疮唇裂，吐血衄血，大小便秘，诸风瘛疭，胃热发斑发狂；及小儿惊急，痘疮黑陷。

连翘（四两）　大黄（酒浸）　芒硝　甘草（二两）　栀子（炒黑）黄芩（酒炒）　薄荷（一两）

为末，每服三钱，加竹叶、生蜜煎。

此上中二焦泻火药也。热淫于内，治以咸寒，佐以苦甘，故以连翘、黄芩、竹叶、薄荷升散于上，而以大黄、芒硝之猛利推荡其中，使上升下行，而膈自清矣；用甘草、生蜜者，病在膈，甘以缓之也。

当归龙荟丸 （肝胆火）

治一切肝胆之火，神志不宁，惊悸搐搦，躁扰狂越，头晕目眩，耳鸣耳聋，胸膈痞塞，咽嗌不利，肠胃燥涩，两胁痛引少腹，肝移热于肺而咳嗽；亦治盗汗。

当归（酒洗）　龙胆草（酒洗）　栀子（炒黑）　黄连（炒）　黄柏（炒）　黄芩（炒，一两）　大黄（酒浸）　青黛（水飞）　芦荟（五钱）木香（二钱）　麝香（五分）

蜜丸，姜汤下。

此足厥阴、手足少阳药也。肝木为生火之本，肝火盛则诸经之火相因而起，为病不止一端矣。故以龙胆、青黛直入本经折之，而以大黄、芩、连、栀、柏通平上下三焦之火也；芦荟大苦大寒，气燥入肝，能引诸药同入厥阴，先平其甚者，而诸经之火无不渐平矣；诸药苦寒已甚，当归辛温，能入厥阴，和血而补阴，故以为君；少加木香、麝香者，取其行气通窍也。然非实火，不可轻投。

龙胆泻肝汤 （肝胆火）

治肝胆经实火湿热，胁痛耳聋，胆溢口苦，筋痿阴汗，阴肿阴痛，白浊溲血。

龙胆草（酒炒）　黄芩（炒）　栀子（酒炒）　泽泻　木通　车前子当归（酒洗）　生地黄（酒炒）　柴胡　甘草（生用）

此足厥阴、少阳药也。龙胆泻厥阴之热，柴胡平少阳之热，黄芩、栀子清肺与三焦之热以佐之；泽泻泻肾经之湿，木通、车前泻小肠、膀胱之湿以佐之；然皆苦寒下泻之药，故用归、地以养血而补肝，用甘草以缓中而不使伤胃，为臣使也。

《东垣》无黄芩、栀子、甘草，亦名龙胆泻肝汤，治前阴热痒臊臭。

一方除当归、生地、木通、泽泻、车前，加人参、五味、天冬、麦冬、黄连、知母，亦名龙胆泻肝汤，治筋痿挛急，口苦爪枯；亦治前证。

左金丸 （肝火）

治肝火燥盛，左胁作痛，吞酸吐酸，筋疝痞结；亦治噤口痢，汤药入口即吐。

黄连（六两，姜汁炒）　吴茱萸（一两，盐水泡）

水丸。

此足厥阴药也。肝实则作痛，心者肝之子，实则泻其子，故用黄连泻心清火为君，使火不克金，金能制木，则肝平矣；吴茱辛热，能入厥阴，行气解郁，又能引热下行，故以为反佐。一寒一热，寒者正治，热者从治，故能相济以立功也。肝居于左，肺处于右。左金者，谓使金令得行于左而平肝也。

本方加炒芩、苍术、陈皮，亦名茱连丸，治同。

本方加芍药，等分，为丸，名戊己丸，治热痢热泻。

本方除吴茱萸，加附子一两，名连附六一汤，治胃脘痛，寒因热用也。

本方用黄连一味，吴茱萸汤浸一宿为丸，名抑青丸，大泻肝火，治左胁作痛。

单黄连煎服，名泻心汤，治心热。

泻青丸 （肝火）

治肝火郁热，不能安卧，多惊多怒，筋痿不起，目赤肿痛。

龙胆草　山栀（炒黑）　大黄（酒蒸）　川芎　当归（酒洗）　羌活
防风

等分，蜜丸，竹叶汤下。

此足厥阴、少阳药也。肝者，将军之官，风淫火炽，不易平也。龙胆、大黄苦寒味厚，沉阴下行，直入厥阴而散泻之，所以抑其怒而折之使

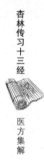

下也；羌活气雄，防风善散，并能搜肝风而散肝火，所以从其性而升之于上也；少阳火郁，多烦躁，栀子能散三焦郁火，而使邪热从小便下行；少阳火实，多头痛目赤，川芎能上行头目而逐风邪，且川芎、当归乃血分之药，能养肝血而润肝燥，又皆血中气药，辛能散而温能和，兼以培之也。一泻一散一补，同为平肝之剂，故曰泻青。五脏之中，惟肝常有余，散之即所以补之，以木喜条达故也。然必壮实之人，方可施用。

泻黄散　(脾火)

治脾胃伏火，口燥唇干，口疮口臭，烦渴易饥，热在肌肉。

防风 (四两)　藿香 (七钱)　山栀 (炒黑，一两)　石膏 (五钱)　甘草 (二钱)

为末，微炒香，蜜、酒调服。

此足太阴、阳明药也。山栀清心肺之火，使屈曲下行，从小便出；藿香理脾肺之气，去上焦壅热，辟恶调中；石膏大寒泻热，兼能解肌；甘草甘平和中，又能泻火；重用防风者，取其升浮，能发脾中伏火，又能于土中泻木也。

[附]

钱乙泻黄散

白芷　防风　升麻　枳壳黄芩 (钱半)　石斛 (一钱二分)　半夏 (一钱)　甘草 (七分)

治同前证，或唇口皱瞤燥裂。

清胃散　(胃火牙痛)

治胃有积热，上下牙痛，牵引头脑，满面发热，其牙喜寒恶热，或牙龈溃烂，或牙宣出血，或唇口颊腮肿痛。

生地黄　牡丹皮　黄连　当归　升麻

一方加石膏。

此足阳明药也。黄连泻心火，亦泻脾火，脾为心子，而与胃相表里者也；当归和血，生地、丹皮凉血，以养阴而退阳也；石膏泻阳明之大热，升麻升阳明之清阳，清升热降，则肿消而痛止矣。

甘露饮 （胃中湿热）

治胃中湿热，口臭喉疮，齿龈宣露；及吐衄齿血。

生地黄　熟地黄　天冬　麦冬　石斛　茵陈　黄芩　枳壳　枇杷叶
甘草

等分，每服五钱。

一方加桂、苓，名桂苓甘露饮；《本事方》加犀角，云如此，甚有
道理。

此足阳明、少阴药也。烦热多属于虚，二地、二冬、甘草、石斛之
甘，治肾胃之虚热，泻而兼补也；茵陈、黄芩之苦寒，折热而去湿；火热
上行为患，故又以枳壳、枇杷叶抑而降之也。

［附］

河间桂苓甘露饮

滑石（四两）　石膏　寒水石　甘草（各二两）　　白术　茯苓　泽泻
（各五钱）

每服五钱。

治中暑受湿，引饮过多，头痛烦渴，湿热便秘。

张子和去猪苓，减三石一半，加人参、干葛（各一两）、藿香（五钱）、
木香（一分），每服三钱，亦名桂苓甘露饮，治伏暑烦渴，脉虚水逆。

泻白散 （肺火）

治肺火，皮肤蒸热，洒淅寒热，日晡尤甚，喘嗽气急。

桑白皮　地骨皮（一钱）　　甘草（五分）　　粳米（百粒）

易老加黄连。

此手太阴药也。桑白皮甘益元气之不足，辛泻肺气之有余，除痰止
嗽；地骨皮寒泻肺中之伏火，淡泄肝肾之虚热，凉血退蒸；甘草泻火而益
脾，粳米清肺而补胃，并能泻热从小便出。肺主西方，故曰泻白。

本方加人参、五味、茯苓、青皮、陈皮，名加减泻白散，治咳嗽喘急

呕吐。

本方加知母、黄芩、桔梗、青皮、陈皮，亦名加减泻白散，治咳而气喘，烦热口渴，胸膈不利。

本方除甘草、粳米，加黄芩、知母、麦冬、五味、桔梗，亦名加减泻白散，治过饮伤肺，气出腥臭，唾涕稠黏，嗌喉不利，口苦干燥。

导赤散 （心小肠火）

治小肠有火，便赤淋痛，面赤狂躁，口糜舌疮，咬牙口渴。

生地黄　木通　甘草梢　淡竹叶

等分，煎。

此手少阴、太阳药也。生地凉心血，竹叶清心气，木通降心火入小肠，草梢达茎中而止痛，以共导丙丁之火由小水而出也。

莲子清心饮 （心火淋浊）

治忧思抑郁，发热烦躁，或酒食过度，火盛克金，口苦咽干，渐成消渴；遗精淋浊，遇劳即发，四肢倦怠，五心烦热，夜静昼甚；及女人崩带。

石莲肉　人参　黄芪　茯苓　柴胡（三钱）　黄芩（炒）　地骨皮　麦冬　车前子　甘草（炙，二钱）

空心服。

此手足少阴、足少阳、太阴药也。参、芪、甘草所以补阳虚而泻火，助气化而达州都；地骨退肝肾之虚热，柴胡散肝胆之火邪，黄芩、麦冬清热于心肺上焦，茯苓、车前利湿于膀胱下部，中以石莲清心火而交心肾，则诸证悉退也。

导赤各半汤 （伤寒心热）

治伤寒后心下不硬，腹中不满，二便如常，身无寒热，渐变神昏不语；或睡中独语，目赤口干，不饮水，与粥则咽，不与勿思，形如醉人，名越经证。

黄连　黄芩　犀角　知母　山栀　滑石　麦冬　人参　甘草　茯神

加灯心、姜、枣煎。

此手少阴、太阴、太阳药也。陈来章曰：热入心经，凉之以黄连、犀角、栀子；心移热于小肠，泄之以滑石、甘草、灯心；心热上逼于肺，清之以黄芩、栀子、麦冬；然邪之越经而传于心者，以心神本不足也，故又加人参、茯神以补之。

普济消毒饮 （大头天行）

治大头天行，初觉憎寒体重，次传头面肿盛，目不能开，上喘，咽喉不利，口渴舌燥。

黄芩（酒炒）　黄连（酒炒，五钱）　陈皮（去白）　甘草（生用）　玄参（二钱）　连翘　板蓝根　马勃　鼠粘子　薄荷（一钱）　僵蚕　升麻（七分）　柴胡　桔梗（二钱）

为末，汤调，时时服之；或蜜拌，为丸，噙化。一方无薄荷，有人参三钱；亦有加大黄，治便秘者，或酒浸，或煨用。

此手太阴、少阴、足少阳、阳明药也。芩、连苦寒，泻心肺之热，为君；玄参苦寒，橘红苦辛，甘草甘寒，泻火补气，为臣；连翘、薄荷、鼠粘辛苦而平，蓝根甘寒，马勃、僵蚕苦平，散肿消毒定喘，为佐；升麻、柴胡苦平，行少阳、阳明二经之阳气不得伸；桔梗辛温为舟楫，不令下行，为使也。

清震汤 （雷头风）

治雷头风，头面疙瘩肿痛，憎寒壮热，状如伤寒。

升麻　苍术（五钱）　荷叶（一枚）

此足阳明药也。升麻性阳，味甘气升，能解百毒；苍术辛烈，燥湿强脾，能辟瘴疠，此《局方》升麻汤也；荷叶色清气香，形仰象震，能助胃中清阳上行，用甘温辛散药以升发之，使其邪从上越，且固胃气，使邪不传里也。

紫雪 （一切火热）

治内外烦热不解，狂易叫走，发斑发黄，口疮脚气，瘴毒蛊毒，热毒药毒，及小儿惊痫。

黄金（百两） 寒水石 石膏 滑石 磁石（水煮，三斤，捣，煎，去渣，入后药） 升麻 玄参（一斤） 甘草（炙，半斤） 犀角 羚羊角 沉香 木香（五两） 丁香（一两，并捣锉，入前药汁中煎，去渣，入后药） 朴硝 硝石（各二斤，提净，入前药汁中，微火煎，不住手将柳木搅，候汁欲凝，再加入后二味） 辰砂（三两，研细） 麝香当门子（一两二钱，研细，入前药，拌匀）

合成，退火气，冷水调服，每一二钱。《本事方》无黄金。

此手足少阴、足厥阴、阳明药也。寒水石、石膏、滑石、硝石以泻诸经之火而兼利水，为君；磁石、玄参以滋肾水而兼补阴，为臣；犀角、羚羊角以清心宁肝，升麻、甘草以升阳解毒，沉香、木香、丁香以温胃调气，麝香以透骨通窍，丹砂、黄金以镇惊安魂，泻心肝之热，为佐使。诸药用气，硝独用质者，以其水卤结成，性峻而易消，以泻火而散结也。

人参清肌散 （午前虚热）

治午前潮热，气虚无汗。

人参 白术 茯苓 甘草（炙） 半夏曲 当归 赤芍药 柴胡 干葛

加姜枣煎。

此足少阳、阳明药也。四君以补阳虚，归、芍以调阴血，半夏和胃而行痰，柴、葛升阳而退热，而以甘温泻火，酸寒活血，辛甘解肌。此之无汗，与伤寒无汗不同，故但解其肌热，而不必发出其汗也。

前药各一两，加黄芩五钱，每服三钱，加姜枣煎，名人参散，治邪热客于经络，痰嗽烦热，头痛目昏，盗汗倦怠，一切血热虚劳。

白术除湿汤 （午后发热）

治午后发热，背恶风，四肢沉困，小便色黄；又治汗后发热。

人参　赤茯苓　甘草（炙）　柴胡（五钱）　白术（一两）　生地黄　地骨皮　知母　泽泻（七钱）。

每服五钱。如有刺痛，加当归七钱；小便利，减苓、泻一半。

此足太阴、少阴、少阳药也。阳陷阴中，热在血分，故以生地滋其少阴，而以知母、地骨泻血中之伏火也；柴胡升阳，以解其肌；苓、泻利湿，兼清其热；参、术、甘草益气助脾，气足阳升，虚热自退，脾运而湿亦除矣。

清骨散　（骨蒸）

治骨蒸劳热。

银柴胡（钱半）　胡黄连　秦艽　鳖甲（童便炙）　地骨皮　青蒿　知母（一钱）　甘草（炙，五分）

此足少阳、厥阴药也。地骨皮、黄连、知母之苦寒，能除阴分之热，而平之于内；柴胡、青蒿、秦艽之辛寒，能除肝胆之热，而散之于表；鳖阴类而甲属骨，能引诸药入骨而补阴；甘草甘平，能和诸药而退虚热也。

石膏散

治劳热骨蒸，四肢微瘦，有汗，脉长者。

石膏

研细，每夕，新汲水服方寸匕，取热退为度。

此足阳明药也。石膏大寒质重，能入里降火；味辛气轻，能透表解肌；虽寒而甘，能缓脾益气。火劳有实热者，非此不为功。《外台秘要》《名医录》皆载之。

二母散

治肺劳有热，不能服补气之剂者。

知母（炒）　贝母（炒，等分）

为末服。古方二母各一两，加巴霜十粒、姜三片，临卧，白汤嚼服，治咳嗽痰喘，必利下寒痰。

此手太阴药也。火旺铄金，肺虚劳热，能受温补者易治，不能受温补者难治，故又设此法滋阴。用贝母化痰泻肺火，知母滋肾清肺金，取其苦能泄热，寒能胜热，润能去燥也。

利膈汤 （膈热咽痛）

治脾肺火热，虚烦上壅，咽痛生疮。

薄荷　荆芥　防风　桔梗　甘草　牛蒡子（炒）　人参

等分，或为末，每服二钱。或加僵蚕，其气清化，能散相火逆结之痰。

此手太阴、少阴药也。咽痛咽疮，由于火郁。桔梗、甘草，甘桔汤也，辛苦散寒，甘平除热，为清膈利咽之要药；加薄荷、荆、防以散火除风，加牛蒡子以润肠解毒；火者元气之贼，正气虚则邪火炽，故又加人参以补虚退热。

甘桔汤

治少阴咽痛喉痹，肺痈吐脓，干咳无痰，火郁在肺。亦治心脏发咳，咳则心痛，喉中介介如梗状。

甘草（二两）　桔梗（一两）

或等分。王好古加法：失音，加诃子；声不出，加半夏；上气，加陈皮；涎嗽，加知母、贝母；咳，渴，加五味；酒毒，加葛根；少气，加人参；呕，加半夏、生姜；吐脓血，加紫菀；肺病，加阿胶；胸膈不利，加枳壳；痞满，加枳实；目赤，加栀子、大黄；面肿，加茯苓；肤痛，加黄芪；发斑，加荆芥、防风；痰火，加牛蒡子、大黄；不得眠，加栀子。

此手太阴、少阴药也。甘草甘平，解毒而泻火；桔梗苦辛，清肺而利膈，又能升提血气，表散寒邪，排脓血而补内漏。故治咽痛喉痹，肺痈咳嗽，取其辛苦散寒，甘平除热也。

本方除桔梗，名甘草汤，治同。

本方加防风，名甘桔防风汤，治同。

本方加防风、荆芥、连翘，名如圣汤，治上焦风热。

本方加连翘、薄荷、竹叶、栀子、黄芩，名桔梗汤，治上焦壅热，喉痹热肿。

又方：桔梗、桑皮、贝母、栝蒌、当归、枳壳、苡仁、防己（一作防风）各五分，黄芪七分，杏仁、百合、甘草各三分，加姜煎，亦名桔梗汤，治肺痈吐脓，嗌干多渴。如大便闭，加大黄；小便赤，加木通。

本方加诃子，名诃子清音汤，加童便服，治中风不语。

本方除甘草，加枳壳，名枳桔汤，治胸中痞塞，噫气吐酸，或咳。

玄参升麻汤　（清咽散斑）

治发斑咽痛。

玄参　升麻　甘草

等分。

此足阳明、少阴药也。升麻能入阳明，升阳而解毒；玄参能入少阴，壮水以制火；甘草甘平，能散能和，故上可以利咽，而内可以散斑也。

本方除玄参，加犀角、射干、黄芩、人参，名阳毒升麻汤，治阳毒发斑，头项背痛，狂躁骂詈，咽肿吐血，温服取汗。

消斑青黛饮　（胃热散斑）

治伤寒，热邪传里，里实表虚，阳毒发斑。

青黛　黄连　犀角　石膏　知母　玄参　栀子　生地黄　柴胡　人参　甘草

加姜枣煎。入苦酒（醋也）一匙，和服。大便实者，去人参，加大黄。

此足阳明药也。发斑虽由胃热，亦诸经之火有以助之，青黛、黄连以清肝火，栀子以清心肺之火，玄参、知母、生地以清肾火，犀角、石膏以清胃火，此皆大寒而能解郁热之毒者；引以柴胡，使达肌表；使以姜、枣，以和营卫；其用人参、甘草者，以和胃也；胃虚，故热毒乘虚入里，而发于肌肉也，加苦酒者，其酸收之义乎。

玉屑无忧散　（风缠咽喉）

治缠喉风痹，咽喉肿痛，咽物有碍；或风涎壅滞，口舌生疮；大人酒癥，小儿奶癣，及骨屑哽塞。

玄参　黄连　荆芥　贯众　山豆根　茯苓　甘草　砂仁　滑石（五钱）
硼砂　寒水石（三钱）

为末，每一钱，先挑入口，徐以清水咽下。能除三尸，去八邪，辟瘟，疗渴。

此足阳明、少阴药也。玄参、黄连、寒水石清火，贯众、山豆根解毒，滑石、茯苓利水，砂仁、硼砂软坚，荆芥散结，甘草和中，故能统治诸证也。

香连丸　（热痢）

治下痢赤白，脓血相杂，里急后重。

黄连（二十两）　吴茱萸（十两，同炒）　木香（四两八钱，不见火）

醋糊丸，米饮下。一方等分，蜜丸。一方加甘草八两，黄连用蜜水拌，蒸晒九次，入木香，为丸。

此手足阳明药也。痢为饮食不节，寒暑所伤，湿热蒸郁而成。黄连苦燥湿，寒胜热，直折心脾之火，故以为君；用吴茱同炒者，取其能利大肠壅气，且以杀大寒之性也；里急由于气滞，木香辛行气，温和脾，能通利三焦，泄肺以平肝，使木邪不克脾土，气行而滞亦去也。一寒一热，一阴一阳，有相济之妙，经所谓热因寒用也。

本方加石莲肉，治噤口痢。

本方倍大黄，治热痢积滞。

本方加吴茱萸、肉豆蔻，名乌梅汤丸。

本方加诃子、龙骨，名黄连丸，并治痢疾断下。

白头翁汤　（热痢）

治伤寒热利下重，欲饮水者。

白头翁（二两）　秦皮　黄连　黄柏（三两）

此足阳明、少阴、厥阴药也。白头翁苦寒，能入阳明血分，而凉血止澼；秦皮苦寒性涩，能凉肝益肾，而固下焦；黄连凉心清肝，黄柏泻火补水，并能燥湿止利而厚肠。取其寒能胜热，苦能坚肾，涩能断下也。

肾热汤 （肾热耳聋）

治肾热，耳流脓血，不闻人声。

磁石（煅红，淬七次）　牡蛎（盐水煮，煅粉）　白术（炒，五两）　麦冬　芍药（四两）　甘草（一两）　生地黄汁　葱白　大枣（十五枚）

分三服。

此足少阴药也。磁石体重辛咸色黑，补肾祛热，通耳明目，故以为君。牡蛎咸寒，软痰破结；生地大寒，泻火滋肾；麦冬、甘草补肺清金；白芍酸寒，平肝和血，皆能生水而制火，退热而敛阴。白术、甘草、大枣补脾之品，益土气正以制肾邪也。数者皆固本之药，使精气充足，邪热自退，耳窍自通。加葱白者，以引肾气上通于耳也。

辛夷散

治鼻生息肉，气息不通，不闻香臭。

辛夷　白芷　升麻　藁本　防风　川芎　细辛　木通　甘草

等分，为末，每服三钱，茶调下。

此手太阴、足阳明药也。经曰：天气通于肺。若肠胃无痰火积热，则平常上升，皆清气也；由燥火内焚，风寒外束，血气壅滞，故鼻生息肉，而窍窒不通也。辛夷、升麻、白芷辛温轻浮，能引胃中清气上行头脑；防风、藁本辛温雄壮，亦能上入巅顶，胜湿祛风；细辛散热破结，通精气而利九窍；芎藭补肝润燥，散诸郁而助清阳，此皆利窍升清，散热除湿之药；木通通中，茶清寒苦，以下行泻火；甘草和中，又以缓其辛散也。

苍耳散 （风热鼻渊）

治鼻渊。

白芷（一两）　薄荷　辛夷（五钱）　苍耳子（炒，二钱半）

为末，食前，葱、茶汤调下二钱。

此手太阴、足阳明药也。凡头面之疾，皆由清阳不升，浊阴逆上所致。白芷主手足阳明，上行头面，通窍表汗，除湿散风；辛夷通九窍，散风热，能助胃中清阳上行头脑；苍耳疏风散湿，上通脑顶，外达皮肤；薄荷泄肺疏肝，清利头目；葱白升阳通气，茶清苦寒下行，使清升浊降，风热散而脑液自固矣。

除痰之剂第十五

痰之源不一，有因热而生痰者，有因痰而生热者；有因气而生者，有因风而生者，有因寒而生者，有因湿而生者，有因暑而生者，有因惊而生者；有多食而成者，有伤冷物而成者，有嗜酒而成者，有脾虚而成者。俗云百病皆由痰起。然《内经》有"饮"字而无"痰"字，至仲景始立五饮之名，而痰饮居其一。庞安常曰：善治痰者，不治痰而治气，气顺则一身津液亦随气而顺矣。《准绳》云：痰之生，由于脾气不足，不能致精于肺，而瘀以成者也。治痰宜先补脾，脾复健运之常，而痰自化矣。肾虚不能制水，水泛为痰，是无火之痰，痰清而稀；阴虚火动，火结为痰，是有火之痰，痰稠而浊。痰证初起，发热头痛，类外感表证；久则朝咳夜重，又类阴火内伤；走注肢节疼痛，又类风证，但肌色如故，脉滑不匀为异。

二陈汤 （湿痰）

治一切痰饮为病，咳嗽胀满，呕吐恶心，头眩心悸。

半夏（姜制，二钱）　陈皮（去白）　茯苓（一钱）　甘草（五分）

加姜煎。治痰通用二陈。风痰，加南星、白附、皂角、竹沥；寒痰，加半夏、姜汁；火痰，加石膏、青黛；湿痰，加苍术、白术；燥痰，加栝蒌、杏仁；食痰，加山楂、麦芽、神曲；老痰，加枳实、海石、芒硝；气痰，加香附、枳壳；胁痰，在皮里膜外，加白芥子；四肢痰，加竹沥。

此足太阴、阳明药也。半夏辛温，体滑性燥，行水利痰，为君；痰因气滞，气顺则痰降，故以橘红利气；痰由湿生，湿去则痰消，故以茯苓渗湿，为臣；中不和则痰涎聚，又以甘草和中补土，为佐也。

本方加人参、白术，名六君子汤，治气虚有痰。

本方去茯苓、甘草，名陈皮半夏汤；再加桔梗，名桔梗半夏汤。

本方去陈皮、甘草，名半夏茯苓汤；再加生姜，名小半夏加茯苓汤，并治水气呕恶。

本方加黄芩，名茯苓半夏汤，治热痰。

本方加黄连、栀子、生姜，名二陈加栀连生姜汤，治膈上热痰，令人呕吐；去生姜，治嘈杂。

本方加砂仁、枳壳，名砂枳二陈汤，行痰利气。

本方加胆星、枳实，名导痰汤，治顽痰胶固，非二陈所能除者；再加菖蒲，治惊悸健忘，怔忡不寐。

导痰汤，加木香、香附，名顺气导痰汤，治痰结胸满，喘咳上气。

本方加枳实、栝蒌、菔子、山楂、神曲，治食积痰嗽发热。

本方加苍术、枳壳、片子姜黄，名加味二陈汤，治痰攻眼肿，并酒家手臂重痛麻木。

本方除甘草，加干姜，姜汁糊丸，名温中化痰丸，治胸膈寒痰不快。

本方除茯苓、甘草，加黄连，面糊丸，姜汤下，名三圣丸，治痰火嘈杂，心悬如饥。

单用陈皮、生姜，名橘皮汤，治干呕哕，及手足厥者。

单用半夏、姜汁，名生姜半夏汤，治似喘不喘，似呕不呕，似哕不哕，心中愦愦然无奈者。

本方半夏醋煮，除陈皮，姜汁丸，名消暑丸。

润下丸 （膈痰）

治膈中痰饮。

广陈皮（去白，八两，盐水浸洗）　甘草（二两，蜜炙）

蒸饼糊丸，或将陈皮盐水煮烂，晒干，同甘草为末，名二贤散，姜汤下。湿胜，加星、夏；火盛，加芩、连。

此足太阴、阳明药也。陈皮燥湿而利气，湿去则痰涸，气顺则痰行；食盐润下而软坚，润下则痰降，软坚则痰消；痰在膈中，故用甘草引之入胃，甘草经蜜炙能健脾调胃，脾胃健则痰自行矣。虚弱人慎用。

桂苓甘术汤 （痰饮）

治心下有痰饮，胸胁支满，目眩。

茯苓（四两）　桂枝　白术（三两）　甘草（二两）

此足太阴药也。喻嘉言曰：茯苓治痰饮，伐肾邪，渗水道；桂枝通阳气，开经络，和营卫；白术燥痰水，除胀满，治风眩；甘草得茯苓，则不资满，而反泄满，故《本草》曰：甘草能下气，除烦满。此证为痰饮阻抑其阳，故用阳药以升阳而化气也。

清气化痰丸 （痰热）

治痰热。

半夏（姜制）　胆星（两半）　橘红　枳实（麸炒）　杏仁（去皮、尖）　栝蒌仁（去油）　黄芩（酒炒）　茯苓（一两）

姜汁糊丸，淡姜汤下。

此手足太阴之药，治痰火之通剂也。气能发火，火能役痰。半夏、南星以燥湿气，黄芩、栝蒌以平热气，陈皮以顺里气，杏仁以降逆气，枳实以破积气，茯苓以行水气。水湿火热，皆生痰之本也。盖气之亢则为火，犹民之反而为贼，贼平则还为良民而复其业矣，水退则还为正气而安其位矣。故化痰必以清气为先也。

顺气消食化痰丸 （食痰）

治酒食生痰，胸膈膨闷，五更咳嗽。

半夏（姜制）　胆星（一斤）　青皮　陈皮（去白）　莱菔子（生用）　苏子（沉水者，炒）　山楂（炒）　麦芽（炒）　神曲（炒）　葛根　杏仁（去皮、尖，炒）　香附（制，各一两）

姜汁和，蒸饼糊丸。一方半夏、南星各一斤，白矾、皂角、生姜各一斤，同煮至南星无白点为度，去皂角、姜，切，同晒干用。

此手足太阴药也。痰由湿生，半夏、南星所以燥湿；痰由气升，苏子、菔子、杏仁所以降气；痰由气滞，青皮、陈皮、香附所以导滞；痰因于酒食，葛根、神曲所以解酒，山楂、麦芽所以化食。湿去食消则痰不生，气顺则咳嗽止，痰滞既去，满闷自除也。

清肺饮 （痰嗽）

治痰湿气逆而咳嗽。

杏仁（去皮、尖）　贝母　茯苓（一钱）　桔梗　甘草　五味子　橘红（五分）

加姜煎，食远服。若春时伤风咳嗽，鼻流清涕，宜清解，加薄荷、防风、紫苏、炒芩；夏多火热，宜清降，加桑皮、麦冬、黄芩、知母、石膏；秋多湿热，宜清热利湿，加苍术、桑皮、防风、栀、芩；冬多风寒，宜解表行痰，加麻黄、桂枝、干姜、生姜、半夏、防风。火嗽，加青黛、栝蒌、海石；食积痰，加香附、山楂、枳实；湿痰，除贝母，加半夏、南星；燥痰，加栝蒌、知母、天冬。午前嗽，属胃火，宜清胃，加石膏、黄连；午后嗽，属阴虚，宜滋阴降火，加芎、归、芍、地、知、柏、二冬，竹沥、姜汁传送；黄昏嗽，为火浮于肺，不可用凉药，宜五倍、五味、诃子敛而降之。劳嗽见血，多是肺受热邪，宜加归、芍、阿胶、天冬、知母、款冬、紫菀之类；久嗽肺虚加参、芪，如肺热，去人参，用沙参可也。

此手太阴之药，治肺之通剂也。杏仁解肌散寒，降气润燥；贝母清火散结，润肺化痰；五味敛肺而宁嗽，茯苓除湿而理脾；橘红行气，甘草和中；桔梗清肺利膈，载药上浮，而又能开壅发表也。

金沸草散 （伤风咳嗽）

治肺经伤风，头目昏痛，咳嗽多痰。

旋复花（即金沸草）　前胡　细辛（一钱）　荆芥（钱半）　赤茯苓（六分）　半夏（五分）　甘草（炙，三分）

加姜枣煎。

《局方》加麻黄、赤芍，无赤茯、细辛。如满闷，加枳壳、桔梗；有热，加柴胡、黄芩；头痛，加川芎。

此手太阴药也。风热上壅，荆芥辛轻发汗而散风；痰涎内结，前胡、旋复消痰而降气，半夏燥痰而散逆，甘草发散而缓中，茯苓行水，细辛温经。盖痰必挟火而兼湿，故下气利湿而证自平。茯苓用赤者，入血分而泻丙丁也。

百花膏 （痰嗽）

治喘咳不已，或痰中有血，虚人尤宜。

百合　款冬花

等分，蜜丸，龙眼大。食后，临卧，姜汤下，或嚼化。加紫菀、百部、乌梅，名加味百花膏，治同。煎服亦可。

此手太阴药也。款冬泻热下气，清血除痰；百合润肺宁心，补中益气，并为理嗽要药。

三仙丹 （气痰）

治中脘气滞，痰涎不利。

南星曲　半夏曲（四两）　　香附（二两）

糊丸，姜汤下。

此足阳明、手足太阴药也。星、夏以燥肺胃之痰，香附以快三焦之气，使气行则痰行也。

半夏天麻白术汤 （痰厥头痛）

治脾胃内伤，眼黑头眩，头痛如裂，身重如山，恶心烦闷，四肢厥冷，谓之足太阴痰厥头痛。

半夏（姜制）　麦芽（钱半）　神曲（炒）　白术（炒，一钱）　苍术（泔浸）　人参　黄芪（蜜制）　陈皮　茯苓　泽泻　天麻（五分）　干姜（三分）　黄柏（二分，酒洗）

每服五钱。

此足太阴药也。痰厥头痛，非半夏不能除；头旋眼黑，虚风内作，非天麻不能定；黄芪、人参甘温，可以泻火，亦可以补中；二术甘苦而温，可以除痰，亦可以益气；苓、泻泻热导水，陈皮调气升阳；神曲消食，荡胃中滞气；麦芽化结，助戊己运行；干姜辛热，以涤中寒；黄柏苦寒，酒洗，以疗少火在泉发燥也。

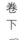

茯苓丸 （停痰臂疼）

治痰停中脘，两臂疼痛。

半夏曲（二两）　茯苓（一两，乳拌）　枳壳（五钱，麸炒）　风化硝（二钱半。如一时未易成，但以朴硝撒于盘中，少时成水，置当风处，即干如芒硝，刮取亦可用）

姜汁糊丸，姜汤下。

此足太阴、阳明药也。半夏燥湿，茯苓渗水，枳壳行气，化硝软坚去坚痰，生姜制半夏之毒而除痰，使痰行气通，臂痛自止矣。

控涎丹 （痰涎）

治人忽患胸背、手足、腰项、筋骨牵引灼痛，走易不定；或手足冷痹，气脉不通。此乃痰涎在胸膈上下，误认瘫痪，非也。

甘遂（去心）　大戟（去皮）　白芥子

等分，为末，糊丸，临卧，姜汤服五七丸至十丸。痰猛，加丸数。脚气，加槟榔、木瓜、松脂、卷柏；惊痰，加朱砂、全蝎；惊气成块，加穿山甲、鳖甲、延胡索、蓬术；热痰，加盆硝；寒痰，加胡椒、丁香、姜、桂。

此手足太阳、太阴药也。李时珍曰：痰涎为物，随气升降，无处不到，入心则迷成癫痫，入肺则塞窍为喘咳背冷，入肝则膈痛干呕，寒热往来，入经络则麻痹疼痛，入筋骨则牵引灼痛，入皮肉则瘰疬痈疽。陈无择《三因方》并以控涎丹主之，殊有奇效，此乃治痰之本。痰之本，水也，湿也，得气与火，则结为痰。大戟能泄脏腑水湿，甘遂能行经隧水湿，以攻决为用；白芥子能散皮里膜外痰气，唯善用者能收奇功也。

三子养亲汤 （气痰）

治老人气实痰盛，喘满懒食。

紫苏子（沉水者）　白芥子　莱菔子

各微炒、研，煎服。或等分，或看病所主为君。

此手足太阴药也。白芥子除痰，紫苏子降气，莱菔子消食，然皆行气豁痰之药，气行则火降而痰消矣。

涤痰汤 （风痰）

治中风痰迷心窍，舌强不能言。

半夏（姜制）　胆星（三钱五分）　橘红　枳实　茯苓（二钱）　人参
菖蒲（一钱）　竹茹（七分）　甘草（五分）

加姜煎。

此手少阴、足太阴药也。心脾不足，风邪乘之，而痰与火塞其经络，故舌本强而难语也。人参、茯苓、甘草补心益脾而泻火；陈皮、南星、半夏利气燥湿而祛痰；菖蒲开窍通心，枳实破痰利膈，竹茹清燥开郁，使痰消火降，则经通而舌柔矣。

礞石滚痰丸 （顽病怪病）

治实热老痰，怪证百病。

青礞石（一两）　沉香（五钱）　大黄（酒蒸）　黄芩（八两）

先将礞石打碎，用朴硝一两，同入瓦罐，盐泥固济，晒干，火煅，石色如金为度，研末，和诸药，水丸，量人虚实服之，姜汤送下。服后仰卧，令药在胸膈之间，除逐上焦痰滞，不宜饮水行动。

此手足太阴、阳明药也。礞石剽悍之性，能攻陈积伏历之痰；大黄荡热去实，以开下行之路也；黄芩泻肺凉心，以平上僭之火；沉香能升降诸气，上至天而下至泉，以导诸药为使也。然乃峻剂，非体实者不可轻投。

本方加玄明粉一两，朱砂为衣，治同。

本方减大黄、黄芩各六两，加橘红、半夏各二两，甘草一两，竹沥、姜汁为丸，名竹沥达痰丸，治同，力稍和缓。

单用礞石一味，治如前法，名夺命丹，薄荷自然汁、蜜调，温服，治小儿急慢惊风，痰涎壅盛，药不得下，命在须臾。

牛黄丸 （风痫惊痰）

治风痫迷闷，涎潮抽掣。

胆星　全蝎（去足，焙）　蝉蜕（二钱五分）　牛黄　白附子　僵蚕（洗，焙）　防风　天麻（钱半）　麝香（五分）

煮枣肉，和水银五分，细研，入药末，为丸，荆芥、姜汤下。

此手少阴、足太阴、厥阴药也。牛黄清心解热，开窍利痰；天麻、防风、南星、全蝎辛散之味，僵蚕、蝉蜕清化之品，白附头面之药，皆能搜肝风而散痰结；麝香通窍，水银劫痰；引以姜、芥者，亦以逐风而行痰也。

辰砂散 （风痰癫痫）

治风痰诸痫，癫狂心疾。

辰砂（光明者，一两）　乳香（光莹者）　枣仁（五钱，炒）

温酒调下，恣饮沉醉，听睡一二日勿动，万一惊寤，不可复治。

此手少阴药也。辰砂镇心泻心火，乳香入心散瘀血，枣仁补肝胆而宁心。

本方加人参一两，蜜丸，弹丸大，名宁志膏，每服一丸，薄荷汤下，治同。

白金丸 （痰血迷心）

治癫狂失心。

白矾（三两）　郁金（七两）

薄荷糊丸。

此手太阴药也。白矾酸咸，能软顽痰；郁金苦辛，能去恶血。痰血去，则心窍开，而疾已矣。

青州白丸子 （风痰）

治风痰涌盛，呕吐涎沫，口眼㖞斜，手足瘫痪；小儿惊风，及痰盛泄泻。

白附子（生用）　南星（生用，二两）　半夏（水浸生衣，生用，七两）川乌（去皮、脐，生用，五钱）

为末，绢袋盛之，水摆出粉，未尽，再摇再摆，以尽为度，贮磁盆，日暴夜露，春五日，夏三，秋七，冬十日，晒干，糯米糊丸，如绿豆大。每服二十丸，姜汤下；瘫痪，酒下；惊风，薄荷汤下三五丸。

此足厥阴、太阴药也。痰之生也，由风，由寒，由湿，故用半夏、南星之辛温以燥湿散寒，川乌、白附子辛热以温经逐风。浸而暴之者，杀其毒也。

星香散 （风痰）

治中风痰盛，体肥不渴者。

胆星（八钱）　木香（二钱）

为末服。或加全蝎。

此足厥阴药也。南星燥痰之品，制以牛胆，以杀其毒，且胆有益肝胆之功；佐以木香，取其行气以利痰也。肥而不渴，宜燥可知。加全蝎者，以散肝风也。

常山饮 （劫痰截疟）

疟久不已者，用此截之。

常山（烧酒炒，二钱）　草果（煨）　槟榔　知母　贝母（一钱）　乌梅（二个）　姜（三片）　枣（一枚）

半酒半水煎，露一宿，日未出时，面东，空心，温服；渣用酒浸煎，待疟将发时先服。一方有良姜、甘草，无槟榔；一方加穿山甲、甘草。

此足少阴、太阴药也。古云"无痰不作疟"，常山引吐行水，祛老痰积饮；槟榔下气破积，能消食行痰。阴阳不和则疟作，知母滋阴，能治阳明独胜之火；草果辛热，能治太阴独胜之寒。贝母清火散结，泻热除痰；乌梅酸敛涩收，生津退热。合为截疟之剂也。

截疟七宝饮 （疟痰）

治实疟，久发不止，寸口脉弦滑，不问鬼疟、食疟，并皆治之。

常山（酒炒）　草果（煨）　槟榔　青皮　厚朴　陈皮　甘草

等分，用酒、水各一钟，煎熟，丝棉盖之，露一宿，于当发之早，面东，温服。

此足少阳、太阴药也。常山能吐老痰积饮，槟榔能下食积痰结，草果能消太阴膏粱之痰，陈皮利气，厚朴平胃，青皮伐肝，皆为温散行痰之品；加甘草入胃，佐常山以吐疟痰也。

消导之剂第十六

消者，散其积也；导者，行其气也。脾虚不运，则气不流行；气不流行，则停滞而为积。或作泻痢，或成癥痞，以致饮食减少，五脏无所资禀，血气日以虚衰，因致危困者，多矣。故必消而导之，轻则用和解之常剂，重必假峻下之汤丸。盖浊阴不降，则清阳不升；客垢不除，则真元不复。如戡定祸乱，然后可以致太平也。峻剂见攻里门。兹集缓攻平治，消补兼施者，为消导之剂。

平胃散 （利湿散满）

治脾有停湿，痰饮痞膈，宿食不消，满闷呕泻；及山岚瘴雾，不服水土。

苍术（泔浸，二钱）　厚朴（姜炒）　陈皮（去白）　甘草（炙，一钱）

加姜枣煎。伤食，加神曲、麦芽，或枳实；湿胜，加五苓；痰多，加半夏；脾倦不思食，加参、芪；痞闷，加枳壳、木香；大便秘，加大黄、芒硝；小便赤涩，加苓、泻；伤寒头痛，加葱、豉，取微汗。

此足太阴、阳明药也。苍术辛烈，燥湿而强脾；厚朴苦温，除湿而散满；陈皮辛温，利气而行痰；甘草中州主药，能补能和；蜜炙为使。泄中有补，务令湿土底于和平也。

本方加藿香、半夏，名藿香平胃散，又名不换金正气散，治胃寒腹痛呕吐，及瘴疫湿疟；再加人参、茯苓、草果、生姜、乌梅，名人参养胃汤，治外感风寒，内伤生冷，夹食停痰，岚瘴瘟疫，或饮食伤脾，发为疟。

本方合二陈，加藿香，名除湿汤，治伤湿腹痛，身重足软，大便溏泻。

本方加藁本、枳壳、桔梗，名和解散，治四时伤寒头痛，烦躁自汗，咳嗽吐利。

本方一两，加桑白皮一两，名对金饮子，治脾胃受湿，腹胀身重，饮食不进，肢酸肤肿。

本方除苍术，加木香、草蔻、干姜、茯苓，名厚朴温中汤，治脾胃虚寒，心腹胀满；及秋冬客寒犯胃，时作疼痛。

本方加麦芽、炒曲，名加味平胃散，治宿食不消，吞酸嗳臭。

枳术丸 （健脾消食）

消痞除痰，健脾进食。

白术（二两，土蒸）　枳实（一两，麸炒）

为末，荷叶包陈米饭，煨干，为丸。痞闷，加陈皮；气滞，加木香；伤食，加麦芽、神曲。

此足太阴、阳明药也。李东垣曰：白术甘温，补脾胃之元气，其苦味，除胃中湿热，利腰脐间血，过于枳实克化之药一倍；枳实苦寒，泄胃中痞闷，化胃中所伤，是先补其虚而后化其伤，则不峻矣；荷叶中空色青，形仰象震，在人为少阳胆生化之根蒂也。饮食入胃，营气上行，即少阳甲胆之气也。胃气、元气、谷气、甲胆上升之气，一也。食药感此气化，胃气何由不上升乎？烧饭与白术协力，滋养谷气，补令胃厚，不至再伤，其利广矣。

本方作汤，名枳术汤，治水饮，心下坚大如盘，边如旋盘。

本方加半夏一两，名半夏枳术丸，治脾湿停痰，及伤冷食。淋者，加泽泻一两。

本方加橘皮一两，名橘皮枳术丸，治饮食不消，气滞痞闷。

本方加陈皮、半夏，名橘半枳术丸，健脾消痞化痰。

本方加木香一两，名木香枳术丸，治气滞痞满；再加砂仁，名香砂枳术丸，破滞气，消饮食，强脾胃；如加干姜五钱，名木香干姜枳术丸，兼治气寒；再加人参、陈皮，名木香人参干姜枳术丸，开胃进食。

本方加神曲、麦芽各一两，名曲蘖枳术丸，治内伤饮食，或泄泻。

本方加酒炒黄连、黄芩、大黄、炒神曲、橘红各一两，名三黄枳术丸，治伤肉食、湿面、辛热、味厚之物，填塞闷乱不快。

本方加茯苓五钱、干姜七钱，名消饮丸，治停饮，胸满呕逆。

保和丸 （伤食伤饮）

治食积饮停，腹痛泄泻，痞满吐酸，积滞恶食，食疟下痢。

山楂（三两，去核。或云：核亦有力）　神曲（炒）　茯苓　半夏（一两）
陈皮　莱菔子（微炒）　连翘（五钱）

曲糊丸，麦芽汤下。或加麦芽入药亦可。

此足太阴、阳明药也。山楂酸温收缩之性，能消油腻腥膻之食；神曲
辛温蒸窨之物，能消酒食陈腐之积；菔子辛甘，下气而制面；麦芽咸温，
消谷而软坚；伤食必兼乎湿，茯苓补脾而渗湿；积久必郁为热，连翘散结
而清热；半夏能温能燥，和胃而健脾；陈皮能降能升，调中而理气。此内
伤而气未病者，但当消导，不须补益。大安丸，加白术，则消补兼施也。

本方加白术、白芍，去半夏、菔子、连翘，蒸饼糊丸，名小保和丸，
助脾进食。

本方加白术二两，名大安丸，或加人参，治饮食不消，气虚邪微。

本方加白术、香附、黄芩、黄连、厚朴、枳实，治积聚痞块。

本方合越鞠丸，扶脾开郁。

健脾丸 （脾虚气弱）

治脾虚气弱，饮食不消。

人参　白术（土炒，二两）　陈皮　麦芽（炒，二两）　山楂（去核，两
半）　枳实（三两）

神曲糊丸，米饮下。

此足太阴、阳明药也。脾胃者，仓廪之官，胃虚则不能容受，故不嗜
食；脾虚则不能运化，故有积滞。所以然者，由气虚也。参、术补气，陈
皮利气，气运则健脾而胃强矣；山楂消肉食，麦芽消谷食，戊己不足，故
以二药助之使化；枳实力猛，能消积化痞，佐以参、术，则为功更捷，而
又不致伤气也。夫脾胃受伤则须补益，饮食难化则宜消导，合斯二者，所
以健脾也。

本方去山楂、麦芽，加茯苓、炙甘草，名益气健脾丸，治脾虚食少。

本方去山楂、麦芽、陈皮，加当归、芍药、川芎、麦冬、柏子仁，名

养荣健脾丸，治脾阴不足，饮食不为肌肤。

本方去人参、枳实、麦芽，加香附、木香、半夏、茯苓、神曲、黄连、当归、芍药（一方无芍药），荷叶烧饭丸，名理气健脾丸，治脾胃虚弱，久泻久痢。

本方去人参、山楂、麦芽，加神曲、川芎、香附，曲糊丸，名舒郁健脾丸，治脾气郁滞，饮食不消。

本方去山楂、麦芽，加半夏、胆星、蛤粉、茯苓，神曲糊丸，名化痰健脾丸，治内伤挟痰。

本方去人参、山楂、麦芽，加半夏、山栀、黄连，水丸，名清火健脾丸，治脾虚有火。

本方去人参、山楂、麦芽，加木香、槟榔、厚朴、半夏、甘草，名和中健脾丸，治胃虚，饥不欲食；再加人参，名妙应丸，治胃虚不能食，脏腑或结或泻。

本方去山楂，加半夏、青皮、木香、砂仁、草蔻、干姜、炙甘草、茯苓、猪苓、泽泻，蒸饼丸，名宽中进食丸，补脾胃，进饮食。

枳实消痞丸 （痞满）

治心下虚痞，恶食懒倦，右关脉弦。

枳实（麸炒）　黄连（姜汁炒，五钱）　厚朴（姜炒，四钱）　半夏曲　麦芽（炒）　人参　白术（土炒）　茯苓（三钱）　甘草（炙）　干姜（二钱）

蒸饼糊丸。

此足太阴、阳明药也。枳实苦酸，行气破血；黄连苦寒，泻热开郁，并消痞之君药。厚朴苦降，散湿满而化食厚肠；麦芽咸温，助胃气而软坚破结。半夏燥痰湿而和胃，干姜去恶血而通关，皆所以散而泻之也。参、术、苓、草，甘温补脾，使气足脾运，而痞自化，既以助散泻之力，又以固本使不伤真气也。

痞气丸 （脾积）

治脾积在于胃脘，大如盘，久不愈，令人四肢不收；或发黄疸，饮食不为肌肤。

黄连（八钱）　厚朴（五钱）　吴茱萸（三钱）　白术（土炒）　黄芩（二钱）　茵陈（酒炒）　干姜（炮）　砂仁（钱半）　人参　茯苓　泽泻（一钱）　川乌（炮）　川椒（炒，五分）　桂　巴豆霜（四分）

蜜丸，灯草汤下。

此足太阴、阳明药也。黄连泻热燥湿，治痞君药；厚朴、砂仁行气而散满，茵陈、苓泻利水以实脾，黄芩清肺而养阴，椒、萸燥脾而逐冷，姜、桂、川乌补命火以生脾土，而姜、桂又能去瘀生新；巴豆能消有形积滞，为斩关夺门之将，借之以为先驱；加参、术者，以补脾元正气，正旺然后可以祛邪也。

本方除吴茱萸、白术、茯苓、泽泻、茵陈、川椒、砂仁，加菖蒲、茯神、丹参、红豆，名伏梁丸，治心积，起脐上至心下，大如臂，令人烦心。

本方除吴茱、砂仁、桂、术、黄芩、泽泻，加柴胡、莪术、皂角、昆布、甘草，名肥气丸，治肝积，在左胁下，有头足，令人发痎疟不已。

本方除吴茱萸、白术、砂仁、黄芩、茵陈、泽泻，加紫菀、桔梗、天冬、白蔻、陈皮、青皮、三棱，名息贲丸，淡姜汤下，治肺积，在右胁下，令人洒淅寒热，喘咳，发肺痈。秋冬，黄连减半。

本方除吴茱萸、白术、砂仁、人参、干姜、川椒、黄芩、茵陈，加菖蒲、丁香、附子、苦楝、延胡索、独活、全蝎，名贲豚丸，淡盐汤下，治肾积，发于小腹上至心下，若豚状，上下无时，令人喘咳骨痿；及男子七疝，女子瘕聚带下。

葛花解酲汤 （酒积）

专治酒积，或呕吐，或泄泻，痞塞，头痛，小便不利。

葛花　豆蔻　砂仁（一钱）　木香（一分）　青皮　陈皮　人参　白术（炒）　茯苓（四分）　神曲（炒）　干姜　猪苓　泽泻（三分）

此手足阳明药也。过饮无度，湿热之毒，积于肠胃。葛花独入阳明，令湿热从肌肉而解，豆蔻、砂仁皆辛散解酒，故以为君；神曲解酒而化食，木香、干姜调气而温中，青皮、陈皮除痰而疏滞，二苓、泽泻能驱湿热从小便出，乃内外分消之剂；饮多则中气伤，故又参、术以补其气也。

鳖甲饮 （疟母）

治疟久不愈，腹中结块，名曰疟母。

鳖甲（醋炙） 白术（土炒） 黄芪 芎䓖 白芍（酒炒） 槟榔 草果（面煨） 厚朴 陈皮 甘草

等分，姜三片、枣一枚、乌梅少许，煎。

此足少阳、厥阴、太阴药也。久疟必由脾虚，白术补脾气，黄芪补肺气，使气足脾运，方能磨积也；川芎补肝而行血中气滞，芍药助脾而散肝经火邪，二药并和厥阴荣气，荣血调则阴阳和矣；槟榔下气而攻积，草果暖胃而祛寒，厚朴破血而散满，陈皮理气而消痰，甘草和中而补土；鳖甲咸平属阴，色青入肝，专能益阴补虚，消热散结，故为痃疟之君药也。

收涩之剂第十七

滑则气脱，脱则散而不收，必得酸涩之药，敛其耗散，而后发者可返，脱者可收也。如汗出亡阳，精滑不禁，泄痢不止，大便不固，小便自遗，久嗽亡津，此气脱也；若亡血不已，崩中暴下，诸大吐衄，此血脱也。《十剂》曰：涩可去脱，牡蛎、龙骨之属是也。气脱兼以气药，血脱兼以血药，亦兼气药，气者血之帅也。阳脱者见鬼，阴脱者目盲，此神脱也，当补阳助阴，非涩剂所能收也。

赤石脂禹余粮汤 （止利）

治伤寒服汤药，下利不止，心中痞硬。服泻心汤已，复以他药下之，利不止，医以理中与之，利益甚，理中者理中焦，此利在下焦，赤石脂禹余粮汤主之；复利不止者，当利其小便。

赤石脂　禹余粮

等分，杵碎，煎。

此手阳明药也。涩可去脱，重可达下，石脂、余粮之涩以止脱，重以固下，甘以益气。

桃花汤 （少阴下利）

治少阴病，二三日至四五日，腹痛，小便不利，下利不止，便脓血者。

赤石脂（一斤）　干姜（一两）　粳米（一升）

此足少阴药也。李时珍曰：赤石脂之重涩，入下焦血分而固脱；干姜之辛温，暖下焦气分而补虚；粳米之甘温，佐石脂、干姜而润肠胃也。

诃子散 （泄泻脱肛）

治虚寒泄泻，米谷不化，肠鸣腹痛，脱肛；及作脓血，日夜无度。

御米壳（去蒂，蜜炒，五分）　诃子（煨，去核，七分）　干姜（炮，六分）　橘红（五分）

上末，空心服。

此手足阳明药也。御米壳酸涩微寒，固肾涩肠；诃子酸涩苦温，收脱住泻；炮姜辛热，能逐冷补阳；陈皮辛温，能升阳调气，以固气脱，亦可收形脱也。

［附］

河间诃子散

诃子（一两，半生半煨）　木香（五钱）　甘草（二钱）　黄连（三钱）

为末，每服二钱，用白术芍药汤调下。

治泻久，腹痛渐已，泻下渐少，以此止之；如不止，加厚朴一两，竭其余邪。

真人养脏汤 （泻痢脱肛）

治泻痢日久，赤白已尽，虚寒脱肛。亦治下痢赤白，脐腹疼痛，日夜无度。

罂粟壳（去蒂，蜜炙，三两六钱）　诃子（面裹煨，一两三钱）　肉豆蔻（面裹煨，五钱）　木香（二两四钱）　肉桂（八钱）　人参　白术（炒）　当归（六钱）　白芍（炒，一两六钱）　生甘草（一两八钱）

每服四钱。脏寒甚，加附子。一方无当归。

此手足阳明药也。脱肛由于虚寒，故用参、术、甘草以补其虚，肉桂、肉蔻以祛其寒，木香温以调气，当归润以和血，芍药酸以收敛，诃子罂壳则涩以止脱也。

［附］

丹溪脱肛方

人参　黄芪　当归　川芎　升麻

治气血两虚而脱肛者。

当归六黄汤 （血汗）

治阴虚有火，盗汗发热。

当归　生地黄　熟地黄　黄芩　黄柏　黄连（等分）　黄芪（加倍）

此手足少阴药也。盗汗由于阴虚，当归、二地所以滋阴；汗由火扰，黄芩、柏、连所以泻火；汗由腠理不固，倍用黄芪，所以固表。

［附］

扑汗法

白术　藁本　川芎（各二钱半）　米粉（两半）

为末，绢袋盛，周身扑之，治汗出不止。

又方：龙骨、牡蛎、糯米，等分，为末，扑之。

牡蛎散 （阳虚自汗）

治阳虚自汗。

牡蛎（研）　黄芪　麻黄根（一钱）　浮小麦（百粒）

煎服。

此手太阴、少阴药也。陈来章曰：汗为心之液，心有火则汗不止，牡蛎、浮小麦之咸凉，去烦热而止汗；阳为阴之卫，阳气虚则卫不固，黄芪、麻黄根之甘温，走肌表而固卫。

柏子仁丸 （阴虚盗汗）

治阴虚盗汗。

柏子仁（炒，研，去油，二两）　人参　白术　半夏　五味子　牡蛎　麻黄根（一两）　麦麸（五钱）

枣肉丸，米饮下五十丸，日三服。

此手足太阴、少阴药也。陈来章曰：心血虚则睡而汗出，柏子仁之甘辛平，养心宁神，为君；牡蛎、麦麸之咸凉，静躁收脱，为臣；五味酸敛涩收，半夏和胃燥湿，为佐；麻黄根专走肌表，引人参、白术以固卫气，为使。

茯菟丹 （遗精白浊）

治遗精白浊，及强中消渴。

菟丝子（十两）　　五味子（八两）　　石莲肉　白茯苓（三两）　山药
（六两）

将菟丝子用酒浸，浸过余酒煮山药糊为丸。漏精，盐汤下；赤浊，灯心汤下；白浊，茯苓汤下；消渴，米饮下。

此手足少阴药也。菟丝辛甘和平，强阴益阳，能治精寒遗泄；五味滋肾生津，石莲清心止浊，山药健脾利湿，皆涩精固气之品也；茯苓能通心气于肾，利小便而不走气，取其淡渗，于补正中能泄肾邪也。

治浊固本丸 （赤白浊）

治胃中湿热，渗入膀胱，下浊不止。

莲须　黄连（炒，二两）　　黄柏　益智仁　砂仁　半夏（姜制）　茯苓
（一两）　猪苓（二两）　甘草（炙，三两）

此足少阴、太阳、太阴药也。精浊多由湿热与痰，黄连泻心火，黄柏泻肾火，所以清热；二苓所以利湿，半夏所以除痰。湿热多由于郁滞，砂仁、益智辛温利气，又能固肾强脾，既以散留滞之气，且稍济连、柏之寒。甘草和中而补土。惟莲须之涩，则所以固其脱也。

水陆二仙丹 （滑浊）

治遗精白浊。

金樱膏（取半黄者，熬膏一斤，熟则全甘，而失涩味）　芡实（一斤，蒸熟，为粉）

和丸，盐酒下。

此足少阴药也。金樱、芡实甘能益精，润能滋阴，涩能止脱。一生于水，一生于山，故名水陆二仙丹。

金锁固精丸 <small>（滑精）</small>

治精滑不禁。

沙苑　蒺藜（炒）　　芡实（蒸）　　莲须（二两）　　龙骨（酥炙）　　牡蛎（盐水煮一日一夜，煅粉，一两）

莲子粉糊为丸，盐汤下。

此足少阴药也。蒺藜补肾益精，莲子交通心肾，牡蛎清热补水，芡实固肾补脾，合之莲须、龙骨，皆涩精秘气之品，以止滑脱也。

人参樗皮散 <small>（脏毒久痢）</small>

治脏毒挟热下血，久痢脓血不止。

人参　樗根白皮（东引者，去粗皮，醋炙）

等分，为末，米饮或酒调下。

此手足阳明药也。人参之甘以补其气，樗皮之苦以燥其湿，寒以解其热，涩以收其脱，使虚者补而陷者升，亦劫剂也。

桑螵蛸散 <small>（便数）</small>

治小便数而欠，能安神魂，补心气，疗健忘。

人参　茯苓（一用茯神）　　远志　石菖蒲（盐炒）　　桑螵蛸（盐水炒）

龙骨（煅）　　龟板（酥炙。一方用鳖甲，醋炙）　　当归（等分）

为末，临卧，服二钱，人参汤下。

此足少阴、手足太阴药也。虚则便数，故以螵蛸、龙骨固之；热则便欠，故以当归、龟板滋之；人参补心气，菖蒲开心窍；茯苓能通心气于肾，远志能通肾气于心，并能清心解热。心者，小肠之合也，心补则小肠不虚，心清则小肠不热矣。

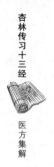

杀虫之剂第十八

关尹子曰：人之一身，内包蛲蛔，外蒸虮虱，万物有依人身以为生者，是吾身一小天地也。蛔为人所常有之虫，倘寒侵火迫，则不安其位，亦能为病。若饮食不慎，气血虚衰，又能变生诸虫，不可名状，如发瘕、鳖瘕、劳瘵、传尸之类，至于杀身灭门，虫之为患，若斯其酷也。是以先贤以法杀之。苟人不能杀虫，则虫必且杀人矣。

乌梅丸 （蛔厥）

治伤寒厥阴证，寒厥吐蛔。亦治胃腑发咳，咳而呕，呕甚则长虫出。亦主久痢。

乌梅（三百个）　细辛　桂枝　人参　附子（炮）　黄柏（六两）　黄连（一斤）　干姜（十两）　川椒（去汗）　当归（四两）　苦酒（醋也）浸乌梅一宿，去核，蒸熟，和药，蜜丸。

此足阳明、厥阴药也。蛔得酸则伏，故以乌梅之酸伏之；蛔得苦则安，故以连、柏之苦安之；蛔因寒而动，故以桂、附、姜、椒温其中脏，而以细辛、当归润其肝肾；人参用以助脾，乌梅兼以敛肺。

集效丸 （虫痛）

治虫啮腹痛，作止有时，或耕起来往。

大黄（炒，两半）　鹤虱（炒）　槟榔　诃子皮　芜荑（炒）　木香干姜（炒）　附子（七钱五分）

蜜丸，食前，乌梅汤下；妇人，醋汤下。

此足阳明药也。虫喜温恶酸而畏苦，故用姜、附之热以温之，乌梅、诃子皮之酸以伏之，大黄、槟榔、芜荑、鹤虱之苦以杀之，木香辛温以顺其气也。

雄槟丸 （虫痛）

治腹痛胃痛，干痛有时。

雄黄　槟榔　白矾

等分，饭丸，每五分，食远服。

此手足阳明药也。雄黄之辛毒，槟榔之苦降，白矾之酸涩，皆杀虫之品也，故合用以治之。

化虫丸 （肠胃诸虫）

治肠胃诸虫为患。

鹤虱　胡粉（炒）　苦楝根（东引未出土者）　槟榔（一两）　芜荑
使君子（五钱）　枯矾（二钱五分）

为末，酒煮面糊作丸，量人大小服之，一岁儿可五分。

此手足阳明药也。数药皆杀虫之品也，单用尚可治之，类萃为丸，而虫焉有不死者乎？

使君子丸 （虫积）

治虫胀腹痛，及食劳发黄，喜食茶、米、炭土等物。

使君子（去壳，二两）　南星（姜制）　槟榔（一两）

诸药合炒。如喜食生米，用麦芽一斤炒；喜食茶叶，用茶叶炒；喜食炭土，用炭土炒。取药为末，蜜丸，每晨，砂糖水下。

此手足阳明药也。使君子之甘，南星之毒，槟榔之苦，皆能杀虫；炒以诸物，因其所嗜；引以砂糖，诱之以甘也。

獭肝丸 （传尸劳虫）

治鬼疰传尸劳瘵。

獭肝一具（须从獭身取下，不尔，多伪）

阴干，为末，水服三钱，日三次。

卷
下

此三阴药也。吴鹤皋曰：獭肝治鬼疰，此何以故？凡物恶人而僻处，昼伏而夜出者，皆阴类也，故假之以治阴疾；独用其肝者，肝为厥阴，藏魂之脏也。

消渴杀虫方 （消渴有虫）

治消渴有虫。

苦楝根

取新白皮一握，切，焙，入麝香少许，煎，空心服，虽困顿，不妨，取下虫三四条，类蛔而色红，其渴乃止。

此阳明药也。消渴一证，有虫耗其精液而成者，盖饮醇食炙，积成胃热，湿热生虫，理固有之，临病宜谛审也。

明目之剂第十九

目之在人，特五官之一耳，而古人立有专科。盖以余窍各主一脏，或兼二脏，目虽为肝窍，而五脏六腑之精气皆上注于目而为之精，精之窠为眼，骨之精为瞳子，筋之精为黑眼，血之精为络，气之精为白眼，肉之精为约束。裹撷筋骨气血之精，而与脉并为系，上属于脑，后出于项中。此则眼具五脏六腑也，故其证多而方亦广。兹集限于篇章，故略录专治目疾者数方，以备采用。其疏风、燥湿、泻火、养血之剂，可以通用者，则散见于各门。目有五轮，白睛为气轮，属肺金，故独坚；青睛为风轮，属肝木，内包膏汁，涵养瞳神；目角大小眦皆为血轮，大眦属心君火，大眦赤者为实火，小眦属心包相火，小眦赤者为虚火；两胞为肉轮，属脾土，土藏万物，故包四轮，开动为阳为应用，闭静为阴则睡矣。目中有神膏，此由胆中渗润精汁积而成者，能涵养瞳神；有神水，先天真气所化，润泽之水也；有神光，原于命门，通于胆，发于心，是火之用也；有真血，肝中升运，滋目经络之血也；有真气，目之经络中往来生用之气，先天之元阳也；有真精，先后天元气所化精汁，起于肾，施于胆而及瞳神也。目有坚壳数重，真血滋神水，神水包神膏，膏中一点青莹，乃胆肾所聚之精华，惟此一点，鉴照万物，空阔无穷，为水轮，属肾水。人之邪正、寿夭、贵贱，皆可验目而得之，岂非人身之至宝乎？

滋阴地黄丸 （滋阴升阳）

治血弱气虚，不能养心，心火旺盛，肝木自实，瞳子散大，视物不清。

熟地黄（酒炒，三钱）　生地黄（一方两半，一方七钱半）　柴胡（八钱）黄芩（酒炒）　当归（酒泡，五钱）　天门冬　地骨皮　五味子　黄连（酒炒，三钱）　人参　甘草（炙）　枳壳（麸炒，二钱）

蜜丸，茶清下，日二服。忌食辛热之物助火，寒冷之物损胃，使药不上行。

此手足少阴、足厥阴、少阳药也。熟地、当归养血，生地、地骨凉血，黄芩泻肺火，黄连泻肝火，天冬清肺而滋肾，柴胡散肝而升阳，五味收耗而敛散，人参、甘草以益气补中，枳壳以利气行滞也。

加减驻景丸 （补肝肾）

治肝肾气虚，两目昏暗。

枸杞子　五味子　车前子（炒，二两）　　楮实　川椒（炒，一两）　　熟地黄　当归（五两）　　菟丝子（八两，酒浸）

蜜丸，酒下。

本方除当归、五味、楮实、川椒，名驻景丸，治同。

此足少阴、厥阴药也。熟地、枸杞补肝滋肾，菟丝、楮实益精强阴，五味敛耗散而助金水，当归和气血而益肝脾，川椒补火以逐下焦虚寒，车前利水而泻肝肾邪热也。

定志丸 （不能远视）

治目不能远视，能近视者。常服益心强志，能疗健忘。

远志　菖蒲（二两）　　人参　茯苓（一两）

蜜丸，朱砂为衣。张子和方无菖蒲，加茯神、柏子仁、酸枣仁，亦名定志丸，酒糊丸，姜汤下，安魂定惊。

此手少阴药也。人参补心气，菖蒲开心窍，茯苓能交心气于肾，远志能通肾气于心，朱砂色赤清肝镇心。心属离火，火旺则光能及远也。

地芝丸 （不能近视）

治目能远视，不能近视。

生地黄（焙）　天冬（四两）　　枳壳（炒）　　甘菊花（去蒂，二两）

蜜丸，茶清或酒下。

此足少阴药也。生地凉血生血，天冬润肺滋肾，枳壳宽肠去滞，甘菊降火除风。

人参益胃汤 （内障）

治劳役、饮食不节，内障目病。

黄芪　人参（一两）　甘草（炙，八钱）　白芍药（炒）　黄柏（酒炒四次，三钱）　蔓荆子（二钱）

每四钱，日二服。本方加升麻、葛根，名益气聪明汤。

此足太阴、阳明药也。参、芪、甘草大补中气，以强脾胃；蔓荆升清阳而通九窍，白芍入厥阴而和荣血，黄柏除湿热而滋肾水，使精气足而清阳升，则脏腑和而障翳退矣。

消风养血汤 （阳证赤肿）

治目赤肿痛。

荆芥　蔓荆子　菊花　白芷　麻黄　防风　桃仁（去皮、尖）　红花（酒炒）　川芎（五分）　当归（酒洗）　白芍（酒炒）　草决明　石决明　甘草（一钱）

此足太阳、厥阴药也。荆芥、防风、麻黄、白芷、甘菊、蔓荆轻浮上升，并能消风散热；桃仁、红花、川芎、归、芍辛散酸收，并能养血去瘀；两决明皆除肝经风热，专治目疾。瘀去血活则肿消，风散热除则痛止。又，目为肝窍，搜风养血，皆以和肝。加甘草者，亦以缓肝而止痛也。

洗肝散 （风毒赤肿）

治风毒上攻，暴作赤肿，目痛难开，隐涩眵泪。

薄荷　羌活　防风　当归　川芎　栀子　大黄　炙甘草

等分，为末，每服二钱。无里证者，除栀子、大黄。

此足厥阴、阳明药也。肝属木而主目，木喜条达，风热郁于内，故用薄荷、羌防以升之散之；肝藏血，故用当归、川芎以和之养之；大黄泻胃火而通燥结，栀子降心火而利小便，甘草缓肝气而和中州。

卷下

163

补肝散 （肝虚目痛）

治肝虚目痛，筋脉疼痛，冷泪不止，羞明怕日；及夜则痛甚，点苦寒之药反剧。

夏枯草（五钱）　香附（一两）

每服五钱，腊茶下。丹溪方：夏枯草、香附各二两，加甘草五钱。

此足厥阴药也。夏枯草遇夏至阴生则枯，盖禀纯阳之气，有补养厥阴血脉之功。夜痛及用苦寒药反甚者，夜与寒皆阴也，夏枯草能治之者，阳胜阴也。香附行气散肝，和中解郁，推陈致新，故用以为佐。

拨云退翳丸 （风热障翳）

治风热障翳。

当归（两半）　川芎　地骨皮　白蒺藜　密蒙花　甘菊花　羌活　荆芥　木贼（一两）　天花粉　蔓荆子　薄荷　枳实　甘草（炙，五钱）　川椒（七钱五分）　黄连　蛇蜕　蝉蜕（三钱）

蜜丸，每两作十丸，每服一丸，日三。翳者，米泔下；睛暗，当归汤下；内障，木香汤下。

此足太阳、厥阴药也。羌活、荆芥、蔓荆、薄荷以升阳散风，当归、川芎以和肝养血，黄连、地骨、花粉清火热，枳实破滞气，川椒温下焦，木贼、蛇蜕、蝉蜕以退翳；密蒙、蒺藜、甘菊目家专药，以润肝补肾，泻火清金；炙草补中以和诸药也。

石膏羌活散 （一切目疾）

治久患双目失明，远年近日，内外气障风昏，拳毛倒睫，一切眼疾。

羌活　荆芥　白芷　藁本　细辛　川芎　苍术　甘菊　密蒙花　菜子　麻子　木贼　黄芩　石膏　甘草（等分）

为末，每服一二钱，食后、临卧，蜜水调下，或茶清、米泔亦得。

此足太阳、阳明、厥阴药也。原文曰：羌活治头脑热、头风，藁本治正偏头痛，白芷清头目，川芎疗头风，荆芥治目中生疮，密蒙治羞明怕日，苍术明目暖水脏，木贼退障翳，麻子起拳毛，细辛、菜子起倒睫，黄芩、石膏清心退热，甘菊降火除风，甘草调和诸药。

防风饮子 （倒睫拳毛）

治倒睫拳毛。

黄连（炒）　甘草（炙）　人参（一钱）　当归（钱半）　葛根　防风（五分）　细辛　蔓荆子（三分）

食后服，避风寒湿热。

此足太阴、阳明药也。参、甘以补其气，归身以濡其血，黄连以清其火，防、葛以散其风热，细辛入少阴而润肾，蔓荆走头面而升阳。

本方除人参、当归、黄连，加黄芪，名神效明目汤，治前证兼赤烂昏痛，冷泪多眵。

又法：摘去拳毛，以虱血点，数次即愈。

羊肝丸 （内障）

治目疾内障。

夜明砂（淘净）　蝉蜕　木贼（去节）　当归（一两，酒洗）　羊肝（四两，煮，或生用）

以羊肝，去筋膜，水煮，捣烂，和丸。

此足厥阴药也。蚊，食血之虫，夜明砂皆蚊眼也，故能散目中恶血而明目；木贼轻扬而善磨木，故能平肝散热而去障；蝉性善蜕，故能退翳；当归能入厥阴，养血而和肝；用羊肝者，羊性属火，取其气血之属，能补气血，引诸药入肝以成功也。

《济生》羊肝丸：黄连一两，羖羊肝一具，去筋膜，生用，捣烂，和丸；《本事方》煮烂，捣用，治肝经有热，目赤睛痛，及内障青盲。

兔矢汤 （疮疹入眼）

治疮疹入眼，及昏暗障翳。

兔矢（二钱）

卷
下

165

茶清调下，或吞服，须待疮疹瘥后服之。

此足厥阴、阳明药也。兔者，明目之精，得金之气，其矢名明目砂，能解毒杀虫，故专能明目，又可兼治劳疳也。

二百味草花膏 （赤痛流泪）

治目赤流泪，或痛或痒，昼不能视，夜恶灯光。

羖羊胆　蜂蜜

入蜜胆中，蒸熟，候干，细研为膏，每含少许，或点目中。又法：腊月入蜜胆中，纸笼套住，悬屋檐下，待霜出，扫取点眼。

此足少阳、厥阴药也。羊胆苦寒，益胆泻热；蜂蜜甘润，补中缓肝。曰"二百味草花膏"者，以羊食百草，蜂采百花也。

点眼方 （阳证目疾）

治目中百病。

黄连　人乳

浸点，或煎点。或加朴硝。

此足厥阴药也。《衍义》曰：人心主血，肝藏血，目受血而能视，盖水入于经，其血乃成。又曰：上则为乳汁，下则为月水，故知乳汁即血也。用以点目，岂有不相宜者哉？

百点膏 （外翳）

治翳遮瞳仁，如云气障隔。

黄连（二钱，以水一碗，煎至半碗，再入后药）　当归　甘草（六分）　防风（八分）　蕤仁（去皮、尖，研，三分）

同熬，滴水不散，去渣，入蜜少许，再煎少时，要病人净心点之，至目微痛为度。一日五七点，使药力相续，故曰百点。临卧点，尤妙。

此足厥阴药也。黄连泻火，防风散风，甘草和中，当归养血，蕤仁消风散热，益水生光。

圆明膏 （内障生翳）

治内障生翳，及瞳子散大，因劳心过度，饮食失节。

柴胡　麻黄　黄连　生地（五钱）　归身（三钱）　甘草　诃子皮（湿纸裹煨，二钱）

以水二碗，先煮麻黄至一碗，去沫，入后药，同熬至滴水不散，去渣，入蜜少许，再熬，点之。

此足少阳、厥阴药也。柴胡、麻黄发表散邪，当归、生地和肝养血，黄连清肝火，甘草和中州；瞳子散大，故加诃子以收之也。

飞丝芒尘入目方

芒尘入目，陈墨，浓磨，点之。

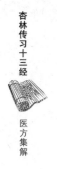

痈疡之剂第二十

朱丹溪曰：痈疽皆因阴阳相滞而生。盖气，阳也；血，阴也。血行脉中，气行脉外，相并周流，寒与湿搏之，则凝滞而行迟，为不及；热与火搏之，则沸腾而行速，为太过。气得邪而郁，津液稠粘，为痰为饮，积久，渗入脉中，血为之浊，此阴滞于阳也；血得邪而郁，隧道阻滞，或溢或结，积久，渗出脉外，气为之乱，此阳滞于阴也。百病皆由于此，不止痈疽而已也。《内经》曰：营气不从，逆于肉理，乃生痈肿。又曰：诸痛痒疮，皆属心火。外科方证，至为繁多，兹取可通用者，量录数方，以备缓急。其余各证，各有专方，不能多录。若夫泻热解毒，活血托里之剂，多散见于诸门，惟在用者之圆神而已。

真人活命饮　　（消痈散毒）

治一切痈疽肿毒初起未消者。

金银花（三钱）　陈皮（去白）　当归（酒洗，钱半）　防风（七分）白芷　甘草节　贝母　天花粉　乳香（一钱）　没药（二味另研，候药熟下）　皂角刺（五分）　穿山甲（三大片，锉，蛤粉炒，去粉用）

用好酒煎。毒在上，饱服；在下，饥服。喜饮者，多饮酒以行药势。忌酸物、铁器。

此足阳明、厥阴药也。金银花散热解毒，痈疽圣药，故以为君。花粉清痰降火，白芷除湿祛风，并能排脓消肿；当归和阴而活血，陈皮燥湿而行气，防风泻肺疏肝，贝母利痰散结，甘草化毒和中，故以为臣。乳香调气托里护心，没药散瘀消肿定痛，故以为佐。穿山甲善走能散，皂角刺辛散剽锐，皆厥阴、阳明正药，能贯穿经络，直达病所，而溃壅破坚，故以为使。加酒者，欲其通行周身，使无邪不散也。

金银花酒 （痈疽初起）

治一切痈疽恶疮，不问发在何处，或肺痈、肠痈，初起便服，奇效。

金银花（五两。干者亦可，不及生者力速） 甘草（一两）

水二碗，煎一碗，再入酒一碗，略煎，分三服，一日一夜服尽，重者日二剂，服至大小肠通利，则药力到。外以生者捣烂，酒调，敷毒四围。

此足太阴、阳明药也。金银花寒能清热解毒，甘能养血补虚，为痈疮圣药；甘草亦扶胃解毒之上剂也。

本方用金银花二两、甘草一两，加黄芪四两、酒一升，重汤煮服，名回毒金银花汤，治痈疡色变紫黑者。

［附］

忍冬膏

四月采鲜花，捣汁，熬膏，茶、酒任点服，养阴退阳，补虚疗风，尤宜于火热炽盛之人，永无疔疽之患。窨酒亦佳。花、叶同功，而花香尤胜。

蜡矾丸 （托里护心）

治一切疮痈恶毒，先服此丸，护膜托里，使毒不攻心；或为毒虫、蛇犬所伤，并宜服之。

黄蜡（二两） 白矾（一两）

先将蜡溶化，候少冷，入矾，和匀，为丸，酒下。每服十丸、二十丸，渐加至百丸，则有力。疮愈后，服之亦佳。

加雄黄，名雄矾丸，治蛊毒、蛇犬虫咬毒。

此手少阴药也。心为君主，不易受邪，凡患痈疽及蛇犬所伤，毒上攻心，则命立倾矣。黄蜡甘温，白矾酸涩，并能固膜护心，解毒定痛，托里排脓，使毒气不致内攻，故为患诸证者所必用也。

托里散 （托里内消）

治一切恶疮、发背、疔疽、便毒始发，脉弦洪实数，肿甚欲作脓者。

金银花　当归（一两）　　大黄　朴硝　花粉　连翘　牡蛎　皂角刺（三钱）　黄芩　赤芍（一钱）

每五钱，半酒半水煎。

此足阳明、厥阴药也。金银花清热解毒，疮痈主药；当归、赤芍调营血，大黄、芒硝荡胃热；黄芩清肺火，牡蛎软坚痰；连翘、花粉散结排脓，角刺锋锐，直达病所而溃散之也。

救苦胜灵丹 （少阳阳明经毒）

治瘰疬马刀挟瘿，从耳下或耳后下颈至肩，或入缺盆中，乃手足少阳经分；其瘰疬在颈下或至颊车，乃足阳明经分受心脾之邪而作也。今将三证合而治之。

黄芪（护皮毛，实元气，活血生血，疮家圣药）　　连翘（能散诸经血凝气聚，十二经疮药中不可无也）　漏芦　升麻（各一钱）　葛根（五分。此三味，足阳明本经药也）　丹皮（去肠胃中留滞宿血）　当归　生地　熟地（此三味，和血凉血生血）　白芍药（各三分。酸寒能补中益肺，治腹痛必用之。夏月倍之，冬寒则不可用）　防风（五分）　羌活　独活（一钱。此三味，必关手足太阳证，脊痛项强，腰似折，顶似拔者用之。防风辛温，若疮在膈以上，虽无太阳证，亦当用之，为能散上部风邪，去病人拘急也。）　柴胡（八分，功同连翘。如疮不在少阳经，去之）鼠粘子（解毒，无肿不用）　人参（三分，补肺气。如气短不调，反喘者，加之）甘草（炙，五分，能调中，和诸药，泻火，益胃气，亦去疮邪）　肉桂（二分，能散结积，阴证疮疡当少用之，此寒因热用之意；又为阴寒覆盖其疮，用大辛热以消浮冻之气。烦燥者，去之）　黄连（以治烦闷）　黄柏（炒，三分。如有热或腿脚无力，加之；如烦躁欲去衣者，肾中伏火也，更宜加之，无此不用）　昆布（二分，咸能软坚。疮坚硬者宜用）　三棱（煨，二分）　莪术（煨，三分。此二味，疮坚甚者用之，不坚不用）　益智（二分。唾多者，胃不和也。病人吐沫吐食胃寒者，加之）　麦芽（一钱，治腹中缩急，兼消食补胃）　神曲（炒，能化食）　厚朴（一钱二分。腹胀加之，否则勿用）

蒸饼为丸，每服三钱。如气不顺，加陈皮、木香；大便不通，加酒制大黄；血燥，加桃仁、大黄；风燥，加麻仁、大黄、秦艽、皂角子（煨用）。

此足阳明、手足少阳药也。解照东垣注各药下。东垣立此法，以听用者之进退。倘能随证加减，实能统治诸疡，亦嘉惠后人无穷之心也。

散肿溃坚汤 （消坚散肿）

治同前证。

黄芩（八钱，半酒炒，半生用）　知母　黄柏（酒炒）　龙胆草（酒炒）
花粉（酒洗）　桔梗　昆布（五钱）　柴胡（四钱）　升麻　连翘　甘草
（炙）　三棱（酒洗）　广术（酒洗炒，三钱）　葛根　归尾（酒洗）　芍药
（二钱）　黄连（一钱）

每服六七钱，先浸半日，煎，食后，热服；服后，仰卧，取药在上
膈。另将半料蜜丸，留药汤吞之，量虚实服。

此手足少阳、足阳明药也。柴胡、连翘清热散结，升麻、葛根解毒升
阳，花粉、桔梗清肺排脓，归尾、芍药润肝活血，甘草和中化毒，昆布散
痰溃坚，三棱、莪术破血行气，黄芩、柏、连、龙胆、知母大泻三焦之
火，而桔梗又能载诸药而上行也。

飞龙夺命丹 （以毒攻毒）

治一切疔肿、痈疽、恶疮初发；或发而黑隐，毒气内攻者。
天南星　雄黄　巴豆（去油，一钱）　黄丹　乳香　硇砂　信石（五分）
斑蝥（十六个，去头、足，炒）　麝香（少许）

为末，蟾酥和，为丸，如麦米大。每服十丸或十四五丸，量人虚实，
好酒送下。疮在上者，食后服；疮在下者，食前服。忌油腻、鱼肉、荤辛
之物。

此十二经通行之药也。毒气内攻，疮疡黑陷，非平剂所能胜。南星、
雄黄、黄丹味辛性燥，能杀毒破痰；巴豆、硇砂大毒大热，能祛寒化积；
斑蝥、蟾酥辛寒至毒，能拔疔肿，下恶物；信石燥烈劫痰，麝香香窜通
窍，乳香能使毒气外出，不致内攻；引之以酒，使行经络，无毒不泻也。
此乃厉剂，所谓"药不瞑眩，厥疾不瘳"，此类是也。

雄黄解毒丸　（缠喉风痹）

治缠喉急痹。

雄黄（一两）　郁金（一钱）　巴豆（十四粒，去皮、油）

醋糊为丸，每服五分，津咽下。

此手足少阴、少阳药也。吴鹤皋曰：缠喉急痹，缓治则死。雄黄能破结气，郁金能散恶血，巴豆能下稠涎。丹溪生平不用厉剂，此盖不得已而用者乎？

皂角丸

治肺痈，咳逆上气，时时唾浊，但坐不眠。

皂角（刮去皮、弦，酥炙）

为末，蜜丸，以枣膏和汤，服三丸。

此手太阴药也。喻嘉言曰：火热之毒，结聚于肺，表之里之，温之清之，曾不少应，坚而不可攻者，令服此丸，庶几无坚不入，聿成洗荡之功，不可以药之微贱而少之也。

《千金方》用桂枝汤去芍药，加皂角，名桂枝去芍药加皂角汤，治肺痿吐沫。

本方加蛤粉，等分，为末，名皂蛤丸，治妇人风邪客于乳房而成乳痈，每服二钱，酒下。

托里十补散　（解表托里）

治痈疮初发或已发，邪高痛下，疮盛形羸，脉无力者。

黄芪　人参　当归（二钱）　川芎　桂心　白芷　防风　厚朴　桔梗　甘草（一钱）

每服二钱，加至六钱，热酒调下。

本方加芍药、连翘、木香、乳香、没药，亦名托里散，治发背疔疮。

此手足太阴、足厥阴、阳明药也。参、芪补气，芎、归活血，甘草解毒，桂心、白芷、桔梗排脓，厚朴泻实满，防风散风邪，为表里气血之药，共成助阳内托之功也。

托里黄芪汤 （溃后补虚）

治诸疮溃后，脓多内虚。

黄芪　人参　当归　桂心　茯苓　远志　麦冬　五味子（炒）

等分，每服五钱，食远服。

此手足太阴、足阳明药也。人参、黄芪补气固卫，当归、桂心活血生肌；茯苓渗湿健脾，麦冬清热补肺；远志辛散，专理痈疽，助筋骨；五味酸温，善收肿大。丹溪曰：痈疽溃后，补气血，理脾胃，实为切要；否则，数月半年之后，虚证仍见，转成他病也。

托里温中汤 （疮疡内陷）

治疮疡为寒变而内陷，脓出清稀，皮肤凉，心下痞满，肠鸣切痛，大便微溏，食则呕逆，气短呃逆，不得安卧，时发昏愦。

附子（炮，四钱）　干姜（炮）　羌活（三钱）　木香（钱半）　茴香
丁香　沉香　益智仁　陈皮　甘草（炙，一钱）

加生姜五片，煎。

此足阳明、三阴药也。《卫生宝鉴》曰：经曰"寒淫于内，治以辛热，佐以苦温"，附子、干姜大辛热温中，外发阳气，自里之表，为君；羌活味苦辛温，透关节；炙甘草温补脾胃，行经络，通血脉为臣；胃寒则呕吐、呃逆，不下食，益智、沉香、丁香大辛热，以散寒邪，为佐；疮气内攻，聚而为满，木香、茴香、陈皮辛苦温，治痞散满，为使。

止痛当归汤 （止痛）

治脑疽、背疽，穿溃疼痛。

当归　生地黄　芍药　黄芪　人参　甘草（炙）　官桂（各一两）

此足阳明、厥阴药也。当归、生地活血凉血；人参、黄芪益气补中；官桂解毒化脓，毒化成脓，则痛渐止；芍药和脾，酸以敛之；甘草扶胃，甘以缓之，则痛自减矣。

卷
下

173

生肌散 （敛疮长肉）

敛疮长肉，疮初起者禁用。

寒水石（煅）　滑石（二两）　龙骨　海螵蛸（一两）　密陀僧　枯矾　定粉（即铅粉）　干胭脂（五钱）

共为细末，掺疮口上。

此阳明药也。疮口不敛，盖因脓水散溢而溃烂也。石膏（亦名寒水石。李时珍曰：唐宋诸方，寒水石即石膏）、滑石解肌热，龙骨、枯矾善收涩，胭脂活血解毒，螵蛸、陀僧、定粉收湿燥脓，故能敛疮而生肉也。

又方：槟榔、枯矾（各一两），陀僧、黄丹、血竭（一钱），轻粉（五分），亦名生肌散。

张子和方：黄连（三钱），密陀僧（五钱），胭脂、绿豆粉（二钱），雄黄、轻粉（一钱），亦名生肌散，治同。

灸法

治一切痈疽恶疮。

凡人初觉发背，欲结未结，赤肿焮痛，以湿纸覆其上，先干处即痈头也。取独头大蒜切片，安于头上，用艾灸之，三壮换一蒜片，痛者灸至不痛，不痛者灸至痛时方佳，最要早觉早灸为上。若有十数头者，即用蒜研作饼，铺头上，聚艾于饼上烧之；若初发赤肿一片，中间有黄粟米头子，便用独蒜片安于头上，着艾灸十四壮，或四十九壮，使毒气外出，则易愈。

芙蓉外敷法

治一切痈疽肿毒。

用芙蓉花，或叶，或根皮，捣烂，或干研末，蜜调涂四周，中间留头，干则频换，初起者即觉清凉，痛止肿消，已成者即脓出，已溃者则易敛。疡医秘之，名为清凉膏、清露散、铁箍散，皆此物也。

或加赤小豆末，或苍耳，烧存性，为末，加入亦妙。

经产之剂第二十一

妇人之病，与男子同，惟行经、妊娠则不可以例治，故取胎、产、经、带数方，以备采用。诸方男女可通用者，兹不重出。

表实六合汤 （妊娠伤寒）

治妊娠伤寒，头痛身热，无汗脉紧，太阳经病。

四物汤（四两，每味一两）　麻黄　细辛（五钱）

此足太阳药也。凡妇人伤寒，六经治例皆同；有怀妊者，则以安胎为主，药中有犯胎者，则不可用也。海藏皆以四物为君，养血安胎，余同伤寒例分证而治。麻黄、细辛发汗解表，故加用之，治表实无汗者。

四物四两，加桂枝、地骨皮各七钱，名表虚六合汤，治妊娠伤寒，表虚自汗，身热恶寒，头痛项强，脉浮而弱。

四物四两，加防风、苍术各七钱，名风湿六合汤，治妊娠伤寒，中风湿气，肢节烦痛，头痛身热，脉浮。

四物四两，加升麻、连翘各七钱，名升麻六合汤，治妊娠伤寒，下后，过经不愈，温毒发斑如锦纹者。

四物四两，加柴胡、黄芩各七钱，名柴胡六合汤，治妊娠伤寒，胸胁满痛而脉弦，少阳经证。

四物四两，加大黄五钱，桃仁十枚（麸炒），名大黄六合汤，治妊娠伤寒，大便秘，小便赤，气满而脉沉数，太阳阳明本病也，急下之。

四物四两，加人参、五味各五钱，名人参六合汤，治妊娠伤寒，汗下后，咳嗽不止。

四物四两，加厚朴、枳实（麸炒）各五钱，名朴实六合汤，治妊娠伤寒后，虚痞胀满，阳明本虚者。

四物四两，加栀子、黄芩各五钱，名栀子六合汤，治妊娠伤寒，汗下后，不得眠。

四物四两，加石膏、知母各五钱，名石膏六合汤，治妊娠伤寒，大渴而烦，脉长而大。

四物四两，加茯苓、泽泻各五钱，名茯苓六合汤，治妊娠伤寒，小便不利，太阳本病。

四物四两，加阿胶、艾叶各五钱，名胶艾四物汤，治妊娠伤寒，汗下后，血漏不止，损动胎气者。

四物四两，加附子、肉桂各五钱，名附子六合汤，治妊娠伤寒，四肢拘急，身凉微汗，腹中痛，脉沉迟者，少阴病也。

四物四两，加生地、大黄（酒浸）各五钱，名四物大黄汤，治妊娠伤寒蓄血证。

胶艾汤 （半产漏下）

治妇人漏下，或半产后，下血不绝；或妊娠下血腹痛，为胞阻。

阿胶　川芎　甘草（二两）　艾叶　当归（三两）　芍药（四两）　干地黄（原方未注分两）

水五升，酒三升，煮取三升，内阿胶烊化服。一方加干姜三两。严氏治胎动经漏，腰痛腹满，抢心短气，加黄芪。《千金翼》治从高坠下，损伤五脏吐血及金疮伤经肉绝者，加干姜。

此足太阴、厥阴药也。四物以养其血，阿胶以益其阴，艾叶以补其阳，和以甘草，行以酒势，使血能循经养胎，则无漏下之患矣。

又方：阿胶一斤，蛤粉炒，艾叶数茎，亦名胶艾汤，治胎动不安，腰腹疼痛；或胎上抢心，去血腹痛。《指迷方》加秦艽。

钩藤汤 （瘛疭胎动）

治瘛疭，胎动不安。

钩藤钩　当归　茯神　人参（一钱）　桔梗（钱半）　桑寄生（五分）

风热，加黄芩、栀子、柴胡、白术；风痰，加半夏、南星、竹沥；风胜，加全蝎、僵蚕。

此足厥阴药也。钩藤之甘寒，以除心热而散肝风；柴胡、桔梗之辛凉，黄芩、栀子之苦寒，以平少阳、厥阴之风热，风热去则瘛疭止矣；人参、茯神以益气而宁神，当归、寄生以养血而安胎也。

羚羊角散 （子痫）

治妊娠中风，涎潮忽仆，目吊口噤，角弓反张，名子痫。

羚羊角（屑，一钱）　独活　防风　川芎　当归　枣仁（炒）　茯神　杏仁　薏仁（五分）　木香　甘草（二分半）

加姜煎。一方有五加皮。

此足厥阴药也。羚角之辛凉以平肝火，防风、独活之辛温以散风邪，茯神、酸枣以宁神，当归、川芎以活血，杏仁、木香以利气，薏仁、甘草以调脾也。

紫苏饮 （子悬）

治胎气不和，凑上胸腹，腹满头痛，心腹腰胁痛，名子悬。

苏叶（一钱）　当归（七分）　芎藭　芍药　人参　陈皮　大腹皮（五分）　甘草（二分）

加姜煎，空心服。心腹痛者，加木香、延胡索。

此手足太阴、厥阴药也。陈来章曰：芎、归、芍药以和其血，苏、橘、大腹以顺其气，气顺血和则胎安矣；既利其气，复以人参、甘草养其气者，顺则顺其邪逆之气，养则养其冲和之气也。

天仙藤散 （子气）

治子气。

天仙藤（即青木香藤，微炒）　香附（炒）　乌药　陈皮　甘草（炙）

等分，加紫苏三叶，木瓜、生姜各三片，空心，煎服；或为末，盐汤调下，日三服。

此手足太阴药也。天仙藤之苦温疏气活血，能解血中之风气；香附、乌药、陈皮之辛温以行郁气，紫苏、生姜之辛温以疏表气，甘草之甘缓以和正气；少加木瓜以除湿热，利筋骨，调荣卫也。

卷
下

白术散 （子肿）

治子肿，面目肢体虚肿如水状。

白术（一钱）　姜皮　陈皮　茯苓皮　大腹皮（五分）

为末，米饮下。《指迷方》有桑白皮，无白术。丹溪除姜皮、腹皮，加川芎、木通，补中导水行气。

此足太阳、太阴药也。水病当令上下分消，姜皮、橘皮辛而能散，使水从毛窍出；腹皮、苓皮淡而能泄，使水从溺窍出；水盛由于土衰，故用白术之甘温以扶脾土而提防之，不致泛溢也。

竹叶汤 （子烦）

治妊娠心惊胆怯，终日烦闷，名子烦。

麦冬（钱半）　茯苓　黄芩（一钱）　人参（五分）　淡竹叶（十片）

一方茯苓为君，无人参，有防风。一方无人参，有防风、知母。如有痰者，加竹沥。

此手太阴、少阴药也。竹叶清烦，黄芩清热，麦冬凉肺，茯苓宁心，人参补虚。妊娠心烦，固多虚也。

紫菀汤 （子嗽）

治子嗽。

紫菀　天冬（一钱）　桔梗（五分）　甘草（炙）　桑白皮　杏仁（三分）　竹茹（二分）

入蜜，温服。

此手太阴药也。子嗽由于火邪，当以清火润肺为务，桔梗、桑皮之凉以泻之，天冬、竹茹之寒以清之，紫菀、炙草之温，杏仁、白蜜之泽以润之也。

安荣散 （子淋）

治子淋，心烦闷乱。

人参　细辛（一两）　当归　甘草　灯草（五钱）　木通　滑石　麦冬（三钱）

为末，每二钱，麦冬汤调下。

此手太阴、足太阳、少阴药也。陈来章曰：虚热宜补，故用人参、甘草之甘；淋宜通，故用木通、灯草之渗，滑石之滑；肺燥则天气不降，而麦冬能清之；肾燥则地气不升，而细辛能润之；血燥则沟渎不濡，而当归能滋之也。

参术饮 （转胞）

治妊娠转胞。

当归　熟地黄　芎䓖　芍药　人参　白术　陈皮（留白）　半夏　甘草（炙）

加姜煎，空心服。

此足太阴、厥阴药也。气虚补以四君，血虚补以四物，痰饮消以二陈，使气得升举而胞自通也。

又法：将孕妇倒竖，胎转而小便自通矣。

［附］

丹溪参术膏

人参（二钱五分）　白术（二钱）　黄芪（钱半）　茯苓　陈皮　桃仁（各一钱）　炙甘草（五分）

用猪羊胞煮汤，入药煎服，治产后胞损或淋沥证。

黑神散 （行血下胎）

治产后恶露不尽，攻冲作痛；及胞衣不下，胎死腹中。

熟地黄　归尾　赤芍　蒲黄（炒）　桂心　干姜（炒）　甘草（炙，四

两） 黑豆（炒，去皮，半升）

每服二钱，酒、童便各半煎。《便产须知》有生地黄。

此足太阴、厥阴药也。前证皆因血瘀不行，熟地、归、芍之润以濡血，蒲黄、黑豆之滑以行血，桂心、干姜之热以破血；用甘草者，缓其正气；用童便者，散其瘀逆；加酒者，引入血分，以助药力也。

古黑神散

百草霜　白芷

等分，每二钱煎，入童便、醋少许，和服。

治横生、逆产，及胎前、产后，虚损、崩漏等证。

失笑散 （血痛）

治恶露不行，心包络痛，或死血腹痛。

蒲黄　五灵脂

等分，为末，煎膏，醋调服。

此手足厥阴药也。生蒲黄性滑而行血，五灵脂气臊而散血，皆能入厥阴而活血止痛，故治血痛如神。

本方各一两，加木通、赤芍各五钱，每四钱，入盐少许服，名通灵散，治九种心痛。

清魂散 （产后昏晕）

治产后恶露已尽，忽昏晕不知人。

泽兰叶　人参（三分）　川芎（五分）　荆芥（一钱）　甘草（炙，三分）

为末，温酒调下。更宜烧漆器，淬醋炭于床前，使闻其气。

此足厥阴药也。气血虚弱，故以川芎、泽兰养其血，人参、甘草补其气；外感风邪，故以荆芥疏其风，风邪去，气血生，则神清矣。肝藏魂，故曰清魂。

返魂丹 （调经利产）

治月经不调，赤白带下，胎前、产后一切诸病。

五月五日、六月六日或小暑日，益母草花正开时，连根采收，阴干，用花、叶及子，石臼捣末，蜜丸；或捣汁于砂锅内，文武火熬成膏服。忌铁。如胎动腹痛，下血不止，当归汤下；横生、逆产，胎衣不下，炒盐汤下；产后血晕，口渴狂言，产后中风，失音口噤，及血结奔痛，时发寒热，面赤心烦，或鼻衄，舌黑口干，并童便和酒下；产后喘嗽，恶心吐酸，胁痛无力，酒下；产后泻血，枣汤下；产后痢疾，米汤下；产后崩漏，糯米汤下；产后带下，胶艾汤下；产后二便不通，烦躁口苦，薄荷汤下。凡产后，以童便化下一丸，能安魂魄，调经络，破血痛。经不调者，服之则调；久无子者，服之则孕。

此手足厥阴药也。益母草功擅消水行血，去瘀生新，利大小便，故为经产良药；而又能消疔肿，散乳痈也。

当归羊肉汤 （褥劳）

治产后发热自汗，肢体疼痛，名曰褥劳。

黄芪（一两）　人参　当归（七钱）　生姜（五钱）

用羊肉一斤，煮汁，去肉，入前药，煎服。如恶露不尽，加桂；恶露已尽，加川芎；有寒，加吴茱萸；有热，加生地汁；有气，加细辛。

此手足太阴、厥阴药也。参、芪补气而固卫，当归养血而调荣；生姜辛温，引气药入气分而生新血；羊肉甘热，用气血之属以补虚劳，热退而汗收矣。

本方除人参、黄芪，用羊肉一斤、姜五两、当归三两，名当归生姜羊肉汤，治产后腹中绞痛，及寒疝腹痛，虚劳不足。

当归散 （养血安胎）

妇人妊娠，宜常服之。

当归　川芎　芍药　黄芩（一斤）　白术（半斤）

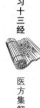
为末，酒调服，日二。

此足太阴、厥阴、冲任药也。冲任血盛，则能养胎而胎安。芎、归、芍药能养血而益冲任。又，怀妊宜清热凉血，血不妄行则胎安。黄芩养阴退阳，能除胃热；白术补脾燥湿，亦除胃热。脾胃健则能运化精微，取汁为血以养胎，自无恶阻呕逆之患矣。故丹溪以黄芩、白术为安胎圣药也。

《易简方》加山茱萸，治经三四月不行，或一月再至。

启宫丸 （体肥不孕）

治子宫脂满，不能孕育。

川芎　白术　半夏　曲香附（一两）　茯苓　神曲（五钱）　橘红　甘草（二钱）

粥丸。

此足太阴、厥阴药也。橘、半、白术燥湿以除其痰，香附、神曲理气以消其滞，川芎散郁以活其血，则壅者通，塞者启矣；茯苓、甘草亦以去湿和中，助其生气也。

达生散 （易产）

妇人妊娠八九月，服数十剂，易生有力。

当归（酒洗）　芍药（酒炒）　人参　白术（土炒）　陈皮　紫苏（一钱）　甘草（炙，二钱）　大腹皮（三钱）

入青葱五叶、黄杨脑子七个，煎。或加枳壳、砂仁；或春加川芎，夏加黄芩，冬如本方；或有别证，以意消息。

此足太阴、厥阴药也。当归、芍药以益其血，人参、白术以益其气，腹皮、陈皮、紫苏、葱叶以疏其壅。气血不虚不滞，则临产自无留难之患矣。

猪蹄汤 （通乳）

治乳少。

猪蹄（一只）　通草（即木通，一两）

煮食。

此足阳明药也。猪蹄咸能润下，通草淡能通窍。

《广济方》用猪蹄四只，煮汁，加土瓜根、漏芦、木通各三两，着小米、葱、豉，煮稀粥食，治同。

或以猪蹄汤调益元散服，以木梳梳乳房，乳汁自下。

人参荆芥散　（血风劳）

治血风劳。

人参　白术　熟地黄　酸枣仁（炒）　鳖甲（童便炙）　羚羊角　枳壳柴胡　荆芥（五分）　防风　甘草（炙）　川芎　当归　桂心（三分）

加姜煎。

此足太阴、厥阴、手少阴药也。陈来章曰：血中之风，荆芥、防风散之；木盛生风，羚角、柴胡平之；阴虚发热，地黄、鳖甲滋之；血气痛滞，月水不调，川芎、当归、桂心、枳壳调之；烦怠食少，盗汗心忡，人参、白术、炙草、枣仁补而收之。

柏子仁丸　（血少经闭）

治经行复止，血少神衰。

柏子仁（去油）　牛膝（酒浸）　卷柏（五钱）　泽兰　续断（二两）熟地黄（一两）

蜜丸，米饮下。

此手足少阴、厥阴药也。柏子仁安神而养心，地黄、续断、牛膝补肝肾而益冲任，卷柏、泽兰活血脉而通经闭。

芎归六君子汤　（痰阻经迟）

治经水后期，其来涩少，形体肥盛。

当归　芎䓖　人参　白术　茯苓　甘草　橘红　半夏

加姜煎。

此足太阴、厥阴药也。二陈治其痰滞，参、术补其气虚，芎、归活其经血。

连附四物汤 （热郁经迟）

治经水过期，紫黑成块。

四物汤，加香附、黄连。

此手少阴、手足厥阴药也。四物以益阴养血，加黄连以清血热，香附以行气郁。

四物加芩术汤，治经水过多。

四物加芩连汤，治经水适断，五心烦热，经来色黑，或如豆汁。

四物加栀、连，为热六合汤；加姜、附，为寒六合汤；加陈、朴，为气六合汤；加羌、芁，为风六合汤，皆妇病与经产通用之药也。

固经丸 （血气崩漏）

治经行不止；及崩中漏下，紫黑成块。

龟板（炙，四两）　芍药（酒炒）　黄柏（酒炒，三两）　黄芩（炒，二两）　香附（童便、酒炒）　樗皮（炒，两半）

酒丸。

此足少阴、厥阴药也。经多不止者，阴虚不足以制包络之火，故越其常度也；崩中漏下者，虚而挟热也；紫黑成块者，火极似水也。黄芩清上焦之火，黄柏泻下焦之火，龟板、芍药滋阴而养血，皆壮水以制阳光也；香附辛以散郁，樗皮涩以止脱。

升阳举经汤 （劳伤崩漏）

治崩漏身热，自汗短气，倦怠懒食。

补中益气汤，加白芍、黑栀子。

姜三片、枣三枚，煎。

此足太阴、阳明药也。补中汤以益气升阳，退热收汗；加芍药以和血敛阴，黑栀以清热止血。

[附]

又，东垣《兰室秘藏》升阳举经汤

黄芪　当归　白术（各三钱）　羌活　防风　藁本（各二钱）　独活　附子（炮）　甘草（炙，各钱半）　人参　熟地　川芎（各一钱）　细辛（六分）　桃仁（十个，去皮、尖，研）　红花　肉桂（盛夏勿用）　芍药（各五分）

每服三钱，渐加至五钱。

治经水不止。

如圣散　（止崩漏）

治崩漏不止。

棕榈（烧）　乌梅（一两）　黑姜（两半）

为末，每服二钱，乌梅汤下。

此足厥阴药也。涩能止血，故用棕榈；酸能收敛，故用乌梅；温能守中，故用干姜；黑能止血，故并煅用。

牡丹皮散　（血瘕）

治血瘕。

丹皮　桂心　归尾　延胡索（三分）　牛膝　赤芍药　莪术（六分）　三棱（四分）

水、酒各半煎。

此足厥阴药也。桂心、丹皮、赤芍、牛膝以行其血，三棱、莪术、归尾、延胡以行其血中气滞、气中血滞，气血周流，则结者散矣。

正气天香散　（气滞经阻）

治一切诸气，气上凑心，心胸攻筑，胁肋刺痛，月水不调。

香附（八钱）　乌药（二钱）　陈皮　苏叶（一钱）　干姜（五分）

每五六钱，煎。

此手太阴、足厥阴药也。乌药、陈皮专入气分而理气，香附、紫苏能入血分而行气；引以干姜，使入气分，兼入血分。用诸辛温，以解郁散肝，令气调而血和，则经行有常，自无痛壅之患。

抑气散 （气盛于血）

治妇人气盛于血，变生诸证，头晕膈满。

香附（四两）　陈皮（二两）　茯神　甘草（炙，一两）

为末，每服二钱。

此手太阴、少阳药也。经曰：高者抑之。香附能散郁气，陈皮能调诸气，茯神能安心气，甘草能缓逆气，气得其平，则无亢害之患矣。若郁甚者，当于理气门中诸方选用，不必泥此。

固下丸 （湿热带下）

治赤白带下。

樗皮（两半）　白芍（五钱）　良姜（黑）　黄柏（煅黑，三钱）

粥丸，米饮下。

此足少阴、厥阴药也。陈来章曰：樗皮苦燥湿，寒胜热，涩固下，故赤白带因于湿热者，用之为君。芍药之酸，敛阴气，收下溜，为臣。良姜之热，以散寒湿；黄柏之寒，以祛热湿，并炒黑以止血收脱，为佐使也。

当归煎丸 （虚热带下）

治赤白带下，腹中痛，不饮食，赢瘦。

当归　熟地黄　阿胶（炒）　续断　白芍药（炒）　赤芍药（炒）　牡蛎（煅粉，一两）　地榆（炒黑，三钱）

醋糊丸，米饮下。

此足少阴、厥阴药也。归、芍、熟地、续断、阿胶补肝滋肾，以治血虚；牡蛎、地榆清热收脱，以止带下；赤芍酸寒，能散恶血，去瘀以生新，散之所以收之也。

白芷散 （风湿带下）

治赤白带下，滑脱不禁。

白芷（一两）　海螵蛸（二个，煅）　胎发（一钱，煅）

为末，酒调下二钱。

此足阳明、少阴、厥阴药也。白芷辛温，燥湿而祛风；海螵蛸咸温，收湿而和血；发者，血之余，补阴消瘀，煅黑又能止血也。

救急良方第二十二

人之以疾病死，而得终其天年者，虽不幸，犹幸也。乃有暴横之遭，大如缢溺、砒蛊、蛇犬之伤，小如骨哽、刀斧、汤火之害，坐视其转死，而莫之能救者，多矣。兹取简便良方以备缓急，倘用此而救活一命，于人心独无恔乎？

暴死

凡人涎潮于心，卒然倒仆，急扶入暖室，扶策正坐，用火炭沃醋，使醋气冲入病人鼻中，良久自苏。或捣韭菜汁灌鼻中，或用皂角末吹入鼻中，得嚏则醒。仓卒无药，急于人中穴及两足大拇指离甲一韭叶许，各灸三五壮，即活。

凡人卒然昏倒，身冷无痰，此名气厥，但扶正坐，气顺即安。或用皂角末吹鼻，令嚏，亦佳。

凡冬月中寒卒倒，身强口噤，手足厥冷，如无医药，当浓煎姜汤灌之；冻死有气者，以灰炒热，盛囊中，熨其心头，冷即易之。若遽以火烘，冷与火争，必死；浴以热汤，亦死。或用姜汁、热酒各半，温服。

凡暑月道中中热卒死，以路上热土围脐，令人尿其中，即活；姜汤、童便，乘热皆可灌之；或用热土、大蒜等分，捣水灌之；或置日中，或令近火，以热汤灌之即活。切勿饮以冷水，反卧冷地，正如冻死人若遽近火，即死。

缢死

急令手裹衣物，紧塞谷道，抱起解绳，安放正平，揪发向上，揉其项痕，捻圆喉管，脚踹两肩，以两管吹气入耳内；或刺鸡冠热血滴口中，男用雌，女用雄，鼻即气转；或再屈伸其手足，将手摩之；或气不接，将腰打三四拳；或以皂角末搐鼻。切不可割断绳索。虽旦至暮，身冷，犹可活。

溺死

急倒提出水，用牛一头，令横卧，以腹合牛背上，牵牛徐行，令吐出腹中之水，以老姜擦牙即活；口噤者撬开，横一箸于牙间，使水得出。如无牛，以锅覆地，将溺人脐对锅脐，俯卧，以手托其头，水出即活；或俯卧凳上，脚后稍高，蘸盐擦脐中，待其水自流出；或皂角末，绵裹，纳下部，水出即活。切忌火烘，逼寒入内，不救。

魇死

如原有灯，即得，切忌火照。但痛咬其脚跟，或咬大拇指，而唾其面；或以皂角末吹入鼻中，得嚏即醒。

中毒

凡中蛊毒，令尝白矾不涩，食黑豆不腥，即是中毒，可浓煎石榴皮汁饮之；或热茶化胆矾半钱，探吐出恶毒；或米饮调郁金末三钱，令下。

凡中砒霜毒，急饮以人溺及人粪汁，或捣乌桕树根叶汁，或蓝汁，令服；或刺羊血热服，或取生螺研，冷水服。

中盐卤毒，纵饮生豆腐浆解之。

中诸菌蕈毒，及虫蛭入腹，黄土和水饮下之。

绿豆汤、甘草汤能解百毒。

服铅粉

以麻油调蜂蜜，加饴糖与服。

蛇虫犬咬伤

凡毒蛇伤，急于伤处上下紧缚，使毒不散走，随浸粪缸内，食蒜饮酒令饱，使毒不攻心；或矾石、甘草等分，冷水服二三钱；更捣蒜敷患处，加艾圆灸之。此法兼治百虫毒螫。

又方：五灵脂一两、雄黄五钱，酒调服，滓敷患处。

又方：贝母为末，酒调尽醉饮之，顷久酒自伤处为水流出，候水尽，以药渣敷疮上，垂死可活。

凡蜈蚣伤，取大蜘蛛放伤处，吸去其毒，即投蜘蛛于水中，令吐毒，以全其命。

又方：生鸡血敷之。

又法：盐水洗净，鸡涎或粪涂之。

壁虎咬，用桑柴灰，水煎数沸，滤浓汁，调白矾末涂之。

蝎子螫，用白矾、半夏等分，醋调涂之。

凡疯狗咬伤，急用番木鳖半个（碎切）、斑蝥七个（去头、翅、足。若过一日，加一个）、糯米一撮，慢火炒脆，去斑蝥，取米研末，好酒调服，取下恶物。多日凶者，头上有红发三根，拔去之；若仍凶，腹内有狗声音，再加木鳖一个、斑蝥廿一枚，如前制法，与服；后以黄连、甘草解之。三月不可听锣鼓声，再发则难治，终身不得食羊犬肉。稍轻者，急于无风处捏去恶血，孔干者针刺出血，用小便或盐汤洗净，捣葱贴上。若常犬咬者，洗净血水，用虎骨煅，研，敷患处，或烂嚼杏仁敷之。

汤泡伤

鸡子清调大黄末涂之；炒黄柏末亦可。一法，以冷烧酒浇淋，甚妙。

刀斧伤

锉海螵蛸末敷之，血立止；古圹石灰为末敷之，亦佳。

金疮，血出不止，用蚕蛾（炒）为末敷之。

骨哽

凡鱼骨哽，食橄榄，即下；如无鲜者，用橄榄核磨水饮之。又，猫涎亦能下鱼骨哽。

凡鸡骨哽，用野苎根捣烂，如龙眼大，鸡汤化下；如鱼骨哽，鱼汤化下。

猪骨哽，用犬，吊一足，取其涎，徐徐咽下；或用硼砂，井华水洗化下；或醋煎威灵仙咽下；或鸡冠子煎汤咽下。

误吞铜铁金银

但多食肥肉，自随大便而出。吞针者，煮蚕豆同韭菜食，针与菜自从大便出；误吞铜者，食荸荠、慈菇，即化。

吞发绕喉不出

取自乱发，烧灰，白汤调下一钱。

颊车开不能合

醉之，睡中用皂角末吹其鼻，嚏透自合。

呃逆不止

用纸捻刺鼻中，得嚏即止。

舌胀满口

刺鸡冠血浸纸捻，蘸蓖麻油燃熏。
又法：以生蒲黄涂之，或加干姜末。

乳蛾喉痹

凡乳蛾，水浆不入者，先用皂角末点破，再取杜牛膝汁，和醋含咽。
又法：艾叶捣汁，口含良久，肿自消。冬月无叶，掘根用之。
又，喉闭者，取山豆根汁，含咽即开。有药不能进者，急取病人两臂，捋数十次，使血聚大指上，以发绳扎住指拇，针刺指甲缝边出血，如

卷
下

191

放痧一般，左右手皆然，其喉即宽。

霍乱绞肠痧

以针刺其手指近甲处一分半许，出血即安。仍先自两臂捋下，令恶血聚于指头后刺之。

鼻衄不止

乱发，烧灰存性，细研水服，并吹入鼻中。又，白芨末，新汲水调下。又，纸数十层，水浸湿，安顶中，以火熨之，纸干立止。又，用线扎中指中节，左孔出血扎左指，右孔出血扎右指，两孔出血则俱扎之。又，以大蒜捣饼，贴足心。

虫入耳中

用猫尿滴耳中，虫即出。

跌打损伤

韭汁和童便饮，散其瘀血。骨折者，蜜和葱白捣匀，厚封，酒调白及末二钱服。

产妇血晕

扶坐，烧炭沃醋；或烧旧漆器，令烟入其口鼻，即苏。

产后子肠不收

醋三分、冷水七分和，喷产妇面，一喷一缩，三喷即收。

又法：以蓖麻子十四粒，去壳，捣膏，涂顶心，即收，收即去之。

又法：皂角末吹鼻中，嚏作立止。

勿药元诠第二十三

人之有生，备五官百骸之躯，具圣知中和之德，所系非细也。不加葆摄，恣其戕伤，使中道而夭横，负天地之赋畀，辜父母之生成，不祥孰大焉？故《内经》曰：圣人不治已病治未病，夫病已成而后药之，譬犹渴而穿井，斗而铸兵，不亦晚乎？兹取养生家言，浅近易行者，聊录数则，以听信士之修持；又将饮食起居之禁忌，撮其大要，以为纵恣者之防范。使人知谨疾而却病，不犹胜于修药而求医也乎？

上古天真论

《内经·上古天真论》曰：上古之人，法于阴阳，和于术数，食饮有节，起居有时，不妄作劳，故能形与神俱，而尽终其天年，度百岁乃去。今时之人不然也，以酒为浆，以妄为常，醉以入房，以欲竭其精，以耗损其真，不知持满，不时御神，务快于心，逆于生乐，起居无节，故半百而衰也。夫上古圣人之教下也，虚邪贼风，避之有时，恬淡虚无，真气从之，精神内守，病安从来？

调息

调息一法，贯彻三教，大之可以入道，小用可以养生。故迦文垂教，以视鼻端，自数出入息，为止观初门。庄子《南华经》曰：至人之息以踵。《大易·随卦》曰：君子以向晦入宴息。王龙溪曰：古之至人，有息无睡，故曰向晦入宴息。宴息之法，当向晦时，耳无闻，目无见，四体无动，心无思虑，如种火相似，先天元神、元气停育相抱，真意绵绵，开合自然，与虚空同体，故能与虚空同寿也。世人终日营扰，精神困惫，夜间靠此一睡，始毂一日之用。一点灵光，尽为后天浊气所掩，是谓阳陷于阴也。

卷下

193

调息之法

不拘时候，随便而坐，平直其身，纵任其体，不倚不曲，解衣缓带，务令调适；口中舌搅数遍，微微呵出浊气，鼻中微微纳之，或三五遍，或一二遍，有津咽下；叩齿数通，舌抵上腭，唇齿相著，两目垂帘，令胧胧然；渐次调息，不喘不粗，或数息出，或数息入，从一至十，从十至百，摄心在数，勿令散乱。如心息相依，杂念不生，则止勿数，任其自然，坐久愈妙。若欲起身，须徐徐舒放手足，勿得遽起。能勤行之，静中光景，种种奇特，直可明心悟道，不但养身全生而已也。

调息有四相。呼吸有声者，风也。守风则散。虽无声，而鼻中涩滞者，喘也。守喘则结。不声不滞，而往来有形者，气也。守气则劳。不声不滞，出入绵绵，若存若亡，神气相依，是息相也。息调则心定，真气往来，自能夺天地之造化，息息归根，命之蒂也。

苏子瞻养生颂

已饥方食，未饱先止，散步逍遥，务令腹空。当腹空时，即便入室，不拘昼夜，坐卧自便，惟在摄身，使如木偶，常自念言：我今此身，若少动摇，如毫发许，便堕地狱。如商君法，如孙武令，事在必行，有死无犯。又用佛语及老聃语，视鼻端自数出入息，绵绵若存，用之不勤，数之数百，此心寂然，此身兀然，与虚空等，不烦禁制，自然不动，数至数千。或不能数，则有一法，强名曰随，与息俱出，复与俱入，随之不已，一旦自住，不出不入，忽觉此息从毛窍中八万四千云蒸雨散，无始以来，诸病自除，诸障自灭，自然明悟。譬如盲人忽然有眼，此时何用求人指路？是故老人言尽于此。

小周天

先要止念，身心澄定，面东跏坐，呼吸平和，用三昧印，按于脐下。叩齿三十六通，以集身神；赤龙搅海，内外三十六遍；双目随舌转运，舌抵上腭，静心数息，三百六十周天毕；待神水满，漱津数遍，用四字诀，从任脉撮，过谷道，到尾闾，以意运送，徐徐上夹脊中关，渐渐速些，闭目上视，鼻吸莫呼，撞过玉枕，将目往前一忍，直转昆仑，倒下鹊桥，分津送下重楼，入离宫，而至气海。略定一定，复用前法，连用三次，口中之津分三次咽下，所谓天河水逆流也。

静坐片时，将手左右擦丹田一百八下，连脐抱住，放手时将衣被围住脐轮，勿令风入；次将大指背擦热，拭目十四遍，去心火；擦鼻三十六遍，润肺；擦耳十四遍，补肾；擦面十四遍，健脾；双手掩耳，鸣天鼓；徐徐将手往上，即朝天揖。如此者三，徐徐呵出浊气四五口，收清气，双手抱肩，移筋换骨数遍，擦玉枕关二十四下，擦腰眼一百八下，擦足心各一百八下。

道经六字诀

呵 呼 呬 嘘 吹 嘻

每日自子至巳，为六阳时，面东静坐，不必闭窗，亦勿令风入，叩齿三十六通，舌搅口中，候水满时，漱炼数遍，分三口嘓嘓咽下，以意送至丹田，微微撮口念"呵"字，呵出心中浊气。念时不得有声，反损心气。即闭口鼻，吸清气以补心。吸时亦不得闻吸声，但呵出令短，吸入令长。如此六次。再念"呼"字六遍以治脾，再念"呬"字六遍以治肺，再念"嘘"字六遍以治肝，再念"嘻"字六遍以治三焦客热，再念"吹"字六遍以治肾，并如前法。谓之三十六小周天也。

一秤金诀

一吸便提气，气归脐；一提便咽水，火相见。不拘行住坐卧，舌搅华池，抵上腭，候津生时，漱而咽下，嘓嘓有声，随于鼻中，吸清气一口，以意目力同津送至脐下丹田，略存一存，谓之一吸；随将下部轻轻如忍便状，以意目力从尾闾提起，上夹脊双关，透玉枕，入泥丸，谓之一呼。周而复始。久行，精神强旺，百病不生。

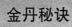
金丹秘诀

一擦一兜，左右换手，九九之功，真阳不走。戌亥二时，阴盛阳衰之候，一手兜外肾，一手擦脐下，左右换手，各八十一，半月精固，久而弥佳。

李东垣曰：夜半收心，静坐片时，此生发周身元气之大要也。积神生气，积气生精，此自无而之有也；炼精化气，炼气化神，炼神还虚，此自有而之无也。

十六事宜

发宜多梳，面宜多擦，目宜常运，耳宜常弹；舌宜抵腭，齿宜数叩，津宜数咽，浊宜常呵；背宜常暖，胸宜常护，腹宜常摩；谷道宜常撮，肢节宜常摇，足心宜常擦，皮肤宜常干，大小便宜闭口勿言。

诸伤

久视伤血，久卧伤气，久坐伤肉，久立伤骨，久行伤筋。

暴喜伤阳，暴怒伤肝，穷思伤脾，极忧伤心，过悲伤肺，多恐伤肾，善惊伤胆。

多食伤胃，醉饱入房伤精竭力，劳作伤中。

春伤于风，夏为飧泄；夏伤于暑，秋为痎疟；秋伤于湿，冬必咳嗽；冬伤于寒，春必病温。

夜寝语言，大损元气，故圣人戒之。

风寒伤

沐浴临风，则病脑风、痛风；饮酒向风，则病酒风、漏风；劳汗、暑汗当风，则病中风、暑风；夜露乘风，则病寒热；卧起受风，则病痹厥。衣凉冒冷，则寒外侵；饮冷餐寒，则寒内伤。早起露首跣足，则病身热头痛；纳凉阴室，则病身热恶寒。多食凉水瓜果，则病泄痢腹痛；夏走炎途，贪凉食冷，则病疟痢。

湿伤

坐卧湿地，则病痹厥疠风；冲风冒雨，则病身重身痛；长著汗衣，则病麻木发黄；勉强涉水，则病脚气挛痹；饥饿澡浴，则病骨节烦痛；汗出见湿，则病痤痱。

饮食伤

经曰：饮食自倍，肠胃乃伤。膏粱之变，足生大疔；膏粱之疾，消痹痿厥。饱食太甚，筋脉横解，肠澼为痔；饮食失节，损伤肠胃，始病热中，末传寒中。

怒后勿食，食后勿怒，醉后勿饮冷，饱食勿便卧。

饮酒过度，则脏腑受伤，肺因之而痰嗽，脾因之而倦怠，胃因之而呕吐，心因之而昏狂，肝因之而善怒，胆因之而忘惧，肾因之而烁精，膀胱因之而溺赤，二肠因之而泄泻，甚则劳嗽、失血、消渴、黄疸、痔漏、痈疽，为害无穷。

咸味能泻肾水，损真阴；辛辣大热之味，皆损元气，不宜多食。

色欲伤

男子二八而天癸至，女子二七而天癸至，交合太早，斫丧天元，乃夭之由；男子八八而天癸绝，女人七七而天癸绝，精血不生，入房不禁，是自促其寿算。

人身之血，百骸贯通，及欲事作，撮一身之血，至于命门，化精以泄。夫精者，神倚之如鱼得水，气依之如雾覆渊。不知节啬，则百脉枯槁；交接无度，必损肾元。外虽不泄，精已离宫，定有真精数点，随阳之痿而溢出，如火之有烟焰，岂能复返于薪哉？